ETUDE PRATIQUE

SUR LES

DYSPEPSIES

TRAITÉES A L'HOPITAL MILITAIRE THERMAL DE

VICHY

AVEC TABLEAUX STATISTIQUES DE NOMBREUSES OBSERVATIONS

RECHERCHES

SUR LES

16

DYSPEPSIES

AVEC DIMINUTION DU VOLUME DU FOIE

RÉSULTATS FAVORABLES DE LA MÉDICATION THERMALE

PAR

LE DOCTEUR A. BINTOT

Médecin principal de 1ʳᵉ classe, Médecin en chef de l'Hôpital militaire thermal de Vichy,
Officier de la Légion d'Honneur et de l'ordre impérial de Guadalupe,
Chevalier de l'ordre impérial de François-Joseph et du Medjidié, etc., etc.

PARIS

LIBRAIRIE DE J.-B. BAILLIÈRE & FILS

19, RUE HAUTEFEUILLE, 19

1879

ETUDE PRATIQUE

SUR LES

DYSPEPSIES

TRAITÉES A L'HOPITAL MILITAIRE THERMAL DE

VICHY

AVEC TABLEAUX STATISTIQUES DE NOMBREUSES OBSERVATIONS

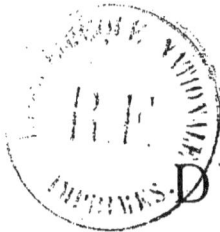

RECHERCHES

SUR LES

DYSPEPSIES

AVEC DIMINUTION DU VOLUME DU FOIE

RÉSULTATS FAVORABLES DE LA MÉDICATION THERMALE

PAR

LE DOCTEUR A. BINTOT

Médecin principal de 1ʳᵉ classe, Médecin en chef de l'Hôpital militaire thermal de Vichy,
Officier de la Légion d'Honneur et de l'ordre impérial de Guadalupe,
Chevalier de l'ordre impérial de François-Joseph et du Medjidié, etc., etc.

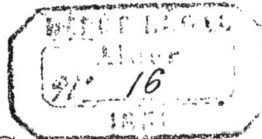

PARIS

LIBRAIRIE DE J.-B. BAILLIÈRE & FILS

19, RUE HAUTEFEUILLE, 19

1879

Désireux de connaître les résultats du traitement de Vichy jusqu'au jour où nous l'avons étudié pratiquement, nous avons relevé sur les registres de l'hôpital militaire thermal, depuis la fondation de cet établissement jusqu'en 1874, les observations succinctes qui ont servi à établir nos tableaux statistiques.

A notre grand regret, nous n'avons pu y trouver que des données incomplètes qui nous ont démontré la nécessité de rédiger désormais les observations avec des détails plus précis sur nombre de points intéressants.

Nous croyons qu'il serait alors possible de fonder une sérieuse étude clinique profitable aux médecins de l'armée.

Telle qu'elle est cependant, cette étude peut, avec les déductions qu'il est logique d'en tirer, éclairer la question du traitement des dyspepsies par les eaux thermales et appuyer les conclusions que notre expérience de sept années de pratique à Vichy nous a engagé à formuler.

Afin de faire apprécier la valeur de ces données statistiques, il nous paraît utile d'expliquer comment se rédige chacune des observations.

Le militaire malade, officier ou soldat, est d'abord visité par le médecin de la place ou du régiment auquel il appartient.

Après cette première visite, un certificat est établi, contenant des détails sur la maladie, sur ses causes, sur sa durée, sur ses diverses phases et sur les moyens thérapeutiques jusqu'alors employés pour la combattre.

Dans un autre examen du malade (contre-visite) les faits signalés au certificat sont vérifiés par le médecin en chef de l'hôpital, qui doit approuver ou rejeter les conclusions du premier examen, c'est-à-dire l'admission au traitement par les eaux.

Au moment de la mise en route pour la station thermale, une nouvelle visite du médecin en chef de l'hôpital a pour objet d'affirmer de nouveau l'opportunité du traitement spécial.

Porteur de ce certificat, le malade arrive à l'hôpital thermal. Là, le médecin traitant, aux soins duquel il est confié, procède à un examen complet du nouvel arrivant, confirme ou modifie le diagnostic et fait inscrire au cahier de visite les détails relatifs à l'âge du malade, à son tempérament, à sa constitution, à la date d'invasion de la maladie, à ses principaux symptômes, aux traitements antérieurs, au régime et à la cure de chaque jour, aux incidents et aux résultats du traitement. Le médecin en chef de l'hôpital thermal contrôle et vérifie ces données.

Le traitement thermal terminé, tous ces détails sont relatés sur la deuxième page du certificat qui est envoyé au médecin de la place ou du corps de troupe auquel appartient le malade.

L'année suivante, le même certificat doit être retourné au médecin en chef de l'hôpital thermal, avec des observations sur la marche de la maladie en suite de la cure et sur le résultat consécutif des eaux.

Sur un registre spécial, le médecin en chef de l'hôpital thermal inscrit les résultats consécutifs en face des résultats primitifs, et rend compte au Conseil de santé des armées, dans un rapport annuel, des effets du traitement par les eaux minérales.

Nous donnons ci-après un état récapitulatif des affections traitées à l'hôpital thermal de Vichy jusqu'en 1874, et dont nous avons colligé les observations sur les registres déposés au Conseil de santé des armées:

Dyspepsie	2.043
Gastralgie	1.120
Gastro-entéralgie	190
Gastrite chronique	125
Gastro entérite chronique	147
Dyssenterie chronique	29
Diarrhée chronique	38
Hépatite chronique	1.673
A reporter	5.365

Report........	5.365
Coliques hépatiques	437
Engorgement des viscères abdominaux	894
Engorgement de la rate	178
Gravelle...........................	672
Cystite chronique	897
Coliques néphrétiques	549
Goutte..........	906
Rhumatisme	122
Diabète...........................	179
Albuminurie..........	39
Affections diverses.................	74
TOTAL..	10.312

DE LA DYSPEPSIE

DÉFINITION.

Une des premières difficultés que présente l'étude des dyspepsies est celle d'une définition exacte.

Il est un point établi dans le domaine scientifique, c'est qu'une entente des termes employés pour dénommer un état morbide est une condition essentielle d'observations utiles et de progrès.

Le terme *Dyspepsie,* qui peut paraître si précis, est cependant interprêté de différentes manières par divers auteurs.

Dyspepsie (difficulté de digestion), quoi de plus simple et quoi de plus compliqué ?

« Toute difficulté de digestion, provenant de tout « état anormal du tube digestif, est une dyspepsie, » dit notre regretté maître, M. Durand de Lunel.

La dyspepsie n'est qu'un symptôme, proclament d'autres auteurs.

Pour nous, elle a comme analogue la dyspnée et

toutes les difficultés de fonctionnement des autres appareils. Nous ne pouvons la considérer comme une maladie distincte, nettement dessinée, ayant son anatomie pathologique et ses signes pathognomoniques.

Pour nous, dyspepsie est un terme propre à dénommer un groupe de symptômes, un état morbide caractérisé par un trouble permanent des fonctions digestives, ayant des causes dont la connaissance indique le traitement rationnel à y opposer.

Sous ces réserves, ce terme, que l'usage et l'observation pratique ont consacré, nous paraît devoir être conservé.

Ces états morbides qui, dans les conceptions de l'école physiologique, étaient trop souvent rattachés à la gastrite chronique, ne doivent pas être confondus avec l'inflammation franche, primitive, aigüe ou chronique de la membrane muqueuse stomacale.

La question de la dyspepsie *essentielle*, c'est-à-dire de la dyspepsie indépendante de lésions de l'appareil digestif ou de troubles provenant des autres appareils, nous paraît ainsi résolue dans le sens de la négative.

Ne peut-on pas dire presque toujours, si ce n'est toujours, que l'ignorance de la cause, soit par défaut de recherches, soit par difficulté de découvrir cette cause, a donné lieu à la création théorique des dyspepsies essentielles?

C'est là ce que nous a enseigné notre propre observation; c'est là ce qui établit l'importance de l'étude étiologique des dyspepsies.

C'est sous l'empire de cette idée, que nous chercherons à formuler une nouvelle division de ces affections, et à rejeter, comme à peu près inutile dans la pratique, la nomenclature basée sur la prédominance d'un symptôme.

Est-ce à dire que nous ne tiendrons nul compte des formes imprimées par un symptôme saillant, et que nous n'admettrons plus les dyspepsies gastralgiques, acescentes, flatulentes, vomitantes, pituiteuses, bilieuses, vertigineuses, dyspnéiques, cardialgiques, syncopales, etc.?

Non, mais nous n'attacherons pas à ces formes la valeur pratique qui résulte de l'étude approfondie des causes.

ANATOMIE.

A défaut d'anatomie pathologique et en considération du rôle prépondérant que joue dans les dyspepsies la poche stomacale, rappelons : 1° pour expliquer certains symptômes locaux et sympathiques; 2° pour comprendre l'action des diathèses; 3° pour établir un diagnostic complet; que l'estomac est situé dans la partie supérieure, moyenne et gauche de la cavité abdominale, au-dessous du diaphragme et du lobe gauche du foie, au-dessus du colon transverse, en avant de l'aorte et du pancréas;

Qu'il correspond, par sa grande courbure, à la face interne de la rate, aux reins et à la capsule surrénale gauche;

Que sa direction est telle, que sa grosse extrémité est logée dans l'hypocondre gauche;

Qu'il est placé en arrière des cartilages des fausses côtes gauches, en arrière de l'appendice sternal et de la paroi antérieure de l'abdomen;

Que ses parois se composent de quatre tuniques : séreuse, musculeuse, fibreuse, muqueuse avec épithélium;

Que ses artères, venant du tronc cœliaque, sont très nombreuses et très grosses;

Que ses veines se rendent au foie par la veine-porte;

Que ses vaisseaux lymphatiques, répandus sur les deux faces du viscère, communiquent avec les ganglions qui longent, en chapelet, la grande et la petite courbure et concourent, pour la plupart, à former le canal thoracique;

Que ses nerfs, très gros et très nombreux, viennent des pneumo-gastriques et du grand sympathique;

Que les pneumo-gastriques, nerfs de sensibilité, reçoivent des filets moteurs du facial, du spinal, du grand hypoglosse et communiquent avec le ganglion cervical du grand sympathique;

Que le pneumo-gastrique gauche se termine à la face antérieure de l'estomac et envoie quelques filets au plexus-hépatique;

Que le pneumo-gastrique droit se répand sur la face postérieure du viscère et va concourir à la formation du plexus-solaire;

Que ses relations nerveuses établissent une dépendance et une solidarité entre les diverses parties du système nerveux.

Cet aperçu anatomique nous explique suffisamment les nombreuses sympathies de l'estomac, nous fait comprendre pourquoi toute altération de l'organisme réagit sur lui, et pourquoi ses affections retentissent sur toute l'économie.

SYMPTOMES DYSPEPTIQUES.

SYMPTOMES AVANT L'INTRODUCTION DES ALIMENTS.

Anorexie : perte plus ou moins complète de l'appétit, plus rarement *boulimie,* faim exagérée ; *caprices* pour certains aliments.

Langue blanchâtre, parfois saburrale, avec enduit bilieux et alors sensation d'amertume.

Langue épaisse, élargie, rarement rouge à la pointe et sur ses bords. Les malades se plaignent d'un empâtement ou d'une sècheresse de la bouche.

La *sécrétion salivaire* est, dans certains cas, augmentée au point de provoquer une sputation gênante et parfois des apparences de vomissements.

Régurgitations acides, pituite.

SYMPTOMES APRÈS L'INTRODUCTION DES ALIMENTS.

Sensation de pesanteur, de distension ou d'oppression au creux de l'estomac, produite, lorsqu'elle se présente presque immédiatement après le repas, par la pression mécanique des aliments, résultant, plus tard, des flatulences engendrées par une défectueuse digestion.

Douleurs, rarement vives, excepté dans les crises gastralgiques; ces douleurs apparaissent, le plus souvent, une heure ou deux après les repas, alors que les mouvements de l'estomac deviennent plus rapides; elles cessent parfois momentanément vers le milieu de la digestion, pour reparaître au moment où les fluides de l'estomac ont eu le temps de s'altérer.

Sensation de brûlure à la partie médiane ou inférieure du sternum, rarement à l'épigastre; d'autres fois, le malade perçoit cette sensation siégeant au-dessus du sternum ou au pharynx, elle est alors accompagnée de constriction.

Dans les cas de crampes ou spasmes douloureux, le malade ressent comme un clou, un os, un corps dur dans l'estomac, ou comme une constriction causée par une corde en ceinture. Cette douleur, à son summum de violence, force le patient à se courber ou à se plier en deux; elle siège surtout dans les fibres musculaires de la poche stomacale; elle peut être provoquée artificiellement en excitant l'intérieur du pylore. En général, le vomissement la diminue ou la fait cesser complètement.

Flatulences. Ce phénomène ne devient un symptôme que par son caractère de fréquence et par son intensité. La flatulence stomacale, en dilatant la poche, produit un sentiment de distension qui va jusqu'à l'anxiété, jusqu'à la dyspnée avec palpitations cardiaques.

La flatulence intestinale, qui apparaît, le plus souvent, quelques heures après le repas, soit par le fait de la sécrétion de la muqueuse, soit par les réactions chimiques des aliments mal digérés, amène, avec la distension de l'intestin, la tuméfaction abdominale, la sonorité, la tympanite, des douleurs du ventre et des phénomènes de dyspnée.

Parfois, ce symptôme est perçu *seulement* par le malade qui en éprouve un malaise considérable ; les gaz semblent alors *rouler* dans l'abdomen et être emprisonnés par des contractions irrégulières de l'intestin, impuissant à les expulser.

Borborygmes, flatulences mêlées aux liquides intestinaux.

Eructations, sans odeur, provenant surtout du défaut de tonicité de la membrane musculaire.

Eructations avec odeur et goût acide ou fétide, avec odeur d'œufs pourris provenant d'une altération des produits de la digestion.

Pyrosis. Expuition de liquides stomacaux, accompagnée ou non de sensation de fer chaud dans l'estomac et dans l'œsophage. Ce symptôme, lorsqu'il se présente le matin, à jeûn, prend le nom de *pituite ;* il ne doit pas être confondu avec un ptyalisme soudain et abondant que présentent certains dyspeptiques.

Nausées. Envies de vomir s'accompagnant de prostration, de dégoût, d'anxiété, avec face pâle et faiblesse du pouls.

Régurgitations. Symptôme fréquent des dyspepsies accompagnées de phénomènes bilieux.

Vomissements, purement nerveux ou dépendant de la distension de l'estomac, parfois de l'irritation du viscère.

Il est important de distinguer ce symptôme des vomissements sympathiques produits par les affections du cerveau, du rein, du péritoine et du poumon.

La *constipation* est fréquente, tenace, elle est due à l'insuffisance des sécrétions intestinales ou à un état de faiblesse musculaire locale, ou à un trouble de l'innervation. Le manque de tonicité de la musculaire intestinale, à la suite de distension flatulente, est une autre cause de constipation dans les dyspepsies. Une diminution ou une altération de la sécrétion biliaire amène ce même résultat de resserrement du ventre.

L'intensité de la constipation est un des symptômes qui préoccupent le plus les malades ; elle est parfois assez grande pour ne donner lieu, à de longs intervalles, qu'à des évacuations minimes, composées de boulettes dures et sèches ou recouvertes de mucosités intestinales concrétées, de couleur grisâtre, parfois teintes du sang fourni par des bourrelets hémorrhoïdaux internes.

D'autres fois les selles sont fétides, contiennent des aliments non digérés.

Diarrhée, provenant d'aliments non élaborés par l'estomac et précipités à la suite de mouvements musculaires énergiques de cet organe dans l'intestin et y jouant le rôle de corps étrangers, ou bien provenant d'une sécrétion exagérée des liquides de l'estomac ou

de l'intestin. Les alternatives de diarrhée et de constipation sont aussi souvent observées.

Les *troubles de la circulation*, générale ou locale,
ont leur place dans cette symptomatologie.

Rarement le pouls est accéléré ; plus souvent il est
ralenti et affaibli.

La gêne de la circulation abdominale détermine des
battements de l'aorte, la dilatation des veines rampant
à la surface des parois du ventre ; elle occasionne la
présence d'hémorrhoïdes internes ou externes et
parfois de l'œdème des jambes.

Parmi *les troubles de la sensibilité générale*
observés dans les états dyspeptiques, nous notons une
faiblesse musculaire, avec paresse de mouvements,
des douleurs vagues dans les membres et parfois des
crampes dans les mollets.

En outre de la dyspnée produite par les gaz, on
observe, dans certains cas, une toux nerveuse particulière.

La *peau,* souvent sèche, prend parfois une teinte
terreuse, foncée, sale ; elle est souvent le siège d'érup-
tions acnéïques, furonculeuses ou autres. Sa température s'abaisse fréquemment, surtout vers les extré-
mités et plus particulièrement lorsque se montrent
des signes d'anémie.

Sous l'influence des digestions mauvaises, l'embonpoint se perd et l'amaigrissement arrive jusqu'au degré
d'émaciation.

Urines. En tenant compte des différences qui
existent à l'état normal, dans la densité de l'urine,

selon qu'elle est examinée après l'usage de boissons abondantes (1,003 à 1,009), après un repas copieux (1,020 à 1,030) ou après une nuit de repos (1,015 à 1,025), c'est à cette dernière que l'on doit donner la préférence pour l'analyse.

L'acidité est l'état le plus général des urines dyspeptiques. Le produit de la sécrétion rénale se présente alternativement clair ou trouble; sa quantité, souvent diminuée, est, dans certains cas, notablement augmentée. On y constate rarement et d'une manière passagère, la présence du sucre et de l'albumine.

Quant au dépôt de ces urines, nous y remarquons le plus souvent de l'acide urique, des urates amorphes, des urates de soude cristallisés, des phosphates terreux, des oxalates.

Il est d'observation ordinaire que la présence de phosphates terreux, indique généralement un état de dépression du système nerveux, suite d'épuisement ou de fatigue du corps ou de l'esprit. On a remarqué aussi que la présence des oxalates, bien que coïncidant avec des troubles digestifs assez légers, occasionnait un état nerveux et mental profondément troublé.

SYMPTOMES SYMPATHIQUES.

Les *sympathies* de l'estomac et de la tête sont des plus marquées ; ce sont elles qui donnent lieu aux bâillements, aux pandiculations, aux céphalalgies périodiques d'intensité variable, s'accompagnant de rougeurs de la face. Ces douleurs de tête sont, parfois, limitées aux yeux avec sensation de sable et avec obscurcissement de la vue, d'autres fois elles ont pour siège le front et sont limitées vers la racine du nez ou derrière les oreilles. Le retentissement de cette douleur sur le nerf optique, donne lieu à des troubles de la vision, tels que sensation d'étincelles, de corps brillants, de stries ou de points noirs. Son action sur le nerf acoustique détermine les sensations de bruissements, de bruits de cloche, de sifflements dont se plaignent quelques dyspeptiques.

Les altérations du sens du goût se traduisent par l'insipidité des aliments ou par des sensations qui leur donnent des saveurs variées, acides, sucrées, terreuses, amères, sans que ces troubles puissent se rapporter à un état saburral des premières voies.

Le *vertige*, avec ou sans céphalalgie, est encore un phénomène sympathique peu rare dans ces affections ; disons cependant qu'il est parfois le résultat de la gêne circulatoire, déterminée par la distension considérable de l'estomac ou de l'intestin.

Le *sommeil* est souvent agité, incomplet, troublé par des rêves et des cauchemars pénibles.

Surexcitation nerveuse, exaltation, idées très-mobiles, préoccupations, frayeurs, impatiences, concentrations des pensées vers leurs souffrances variées, doute sur l'état de leurs forces, sombres pressentiments : tel est l'*état mental* plus ou moins accentué des dyspeptiques.

DIAGNOSTIC DIFFÉRENTIEL.

Le groupement de quelques uns des symptômes énumérés constitue l'état dyspeptique. Mais, comme le plus grand nombre de ces phénomènes se retrouvent dans diverses maladies du tube digestif ou autres, nous voudrions, sans tracer un tableau complet de diagnostic différentiel, signaler quelques points qui distinguent la dyspepsie des affections les plus faciles à confondre avec elle.

Toutes les maladies chroniques seraient presque à citer comme donnant lieu à des troubles de la digestion. Quant aux maladies aiguës, l'état fébrile suffit à les caractériser et nous dispense de nous en occuper.

Gastrite chronique. Nous sommes de ceux qui, sans donner aux idées de l'école physiologique l'excessive étendue que le génie du maître leur avait conquise, n'en sont pas venus à nier complètement les irritations, les inflammations chroniques de la muqueuse stomacale.

Dans la gastrite chronique, nous reconnaissons, comme siège, trois points de prédilection : le cardia, la grande courbure et le pylore.

1° Lorsque l'inflammation chronique siège au cardia, on constate : douleur lors de la déglutition, éructations, mouvements convulsifs de l'estomac avec sensation de brûlure ; à la fin de la digestion, il y a dégagement de fluides avec douleur, palpitations du cœur ou sentiment d'ardeur à la gorge. Le matin,

des fluides acres et acides sont rendus et le malade
éprouve un dessèchement pénible dans l'arrière-bouche; le vomissement est rare.

2° Lorsque l'inflammation chronique siège à la
grande courbure, l'ingestion des aliments se fait sans
douleur; mais on voit bientôt apparaître une chaleur
pénible, une douleur en demi-ceinture limitée à la
base de la poitrine et du hoquet. Ces symptômes
prennent un caractère d'exacerbation vers la fin de la
digestion.

3° Dans les cas, et ce sont les plus fréquents, où la
localisation de la gastrite chronique est au pylore,
aucune douleur n'est ressentie lorsque les aliments
sont introduits dans l'estomac; l'appétit est conservé,
mais les accidents commencent vers la fin du travail
digestif. Ils consistent surtout en une douleur siégeant
dans l'hypocondre droit, se propageant jusqu'à l'épaule,
en renvois de matières alimentaires ressemblant à une
rumination et en rejets par gorgées d'aliments mal
digérés.

Quel que soit le siège de la gastrite chronique, la
pression de l'épigastre est douloureuse, la palpation
de cette région fait reconnaître parfois la présence de
points tuméfiés. La langue est, le plus souvent, rouge
à la pointe et sur ses bords. Il y a, en outre, de la
soif plus ou moins vive, et, vers le soir, un petit mou-
vement fébrile se dessine avec chaleur générale plus
marquée dans la paume des mains.

Ulcération de l'estomac. Avec quelques-uns des
symptômes de la gastrite chronique, se montrent,

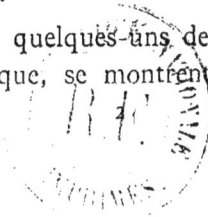

dans cette affection, des vomissements caractéristiques
mêlés de sang pur ou d'éléments sanguins altérés
qui leur donnent une coloration d'un brun noirâtre.
Plus tard, surviennent de véritables hémorrhagies.
L'absence de douleur est aussi caractéristique. Ces
deux signes nous paraissent suffire pour établir le
diagnostic.

Cancer de l'estomac. Il n'est pas rare de confondre
cette affection, au début, avec la gastrite chronique
ou avec la dyspepsie dont elle réunit plusieurs symptômes. Comme dans cette dernière affection, la fièvre
manque. La palpation fait connaître les tuméfactions
indurées, bosselées qui, le plus souvent, ont leur
siège vers l'ombilic. Plus tard aussi, les vomissements
paraissant composés de marc de café, et la teinte jaune
paille de la cachexie cancéreuse ne laissent aucun
doute.

Gastralgie. Dans cette affection, le symptôme
douleur, avec son intermittence assez nette, n'ayant
pas de relation avec la fonction digestive, est le signe
pathognomonique. Ajoutons que, chez les gastralgiques, on constate la digestion facile des aliments
réputés les plus indigestes et parfois l'impossibilité
momentanée d'introduire les matières alibiles les plus
légères à l'estomac.

Entérite chronique et entéralgie. Nous aurions à
répéter à peu près, pour ces maladies de l'intestin, ce
que nous avons dit de la gastrite chronique et de la
gastralgie, notons seulement dans l'entérite chronique
le symptôme coliques avec des selles diarrhéïques.

CORPS OU ARMES.	Officiers.	S.-Offic.	Soldats.	TOTAL.
Infanterie	562	57	80	699
Cavalerie.................	203	22	20	245
Artillerie.................	67	18	20	105
Génie	30	20	3	53
Gendarmerie.............	41	66	172	279
Train des équipages........	19	1	4	24
Marine........	178	22	9	209
Etat-major	9	»	»	9
Place (état-major)..........	22	5	»	27
Administration militaire....	67	2	»	69
Ministère de la guerre......	30	»	»	30
Médecins	22	»	»	22
Pharmaciens..............	1	»	»	1
Justice militaire...........	5	»	»	5
Intendance...............	2	»	»	2
Aumôniers................	15	»	»	15
Garde républicaine.........	»	»	2	2
Garde mobile.............	2	»	»	2
Infirmiers militaires........	»	5	»	5
Officiers en non-activité.....	4	»	»	4
Retraités.................	96	7	10	113
Invalides	1	»	3	4
Libérés...................	»	»	1	1
Interprètes	7	»	»	7
Administration civile......	84	5	20	109
Pompiers.................	»	»	1	1
Enfants de troupe.........	»	»	1	1
Total général......	1,467	230	346	2,043

En comparant les chiffres inscrits au tableau ci-dessus avec les effectifs moyens des différentes armes, nous trouvons que, dans l'infanterie, les officiers sont dans un rapport de un sur vingt ; les sous-officiers un sur 520 et les soldats un sur 2,780.

Dans la cavalerie, les officiers un sur 18, les sous-officiers un sur 180 et les soldats un sur 2,640.

Dans l'artillerie, les officiers, un sur 23, les sous-officiers un sur 187 et les soldats un sur 1,700.

Dans le génie, les officiers un sur 10, les sous-officiers un sur 32 et les soldats un sur 2,500.

Dans la gendarmerie, les officiers un sur 16, les sous-officiers un sur 20 et les soldats un sur 65.

Dans le train des équipages, les officiers un sur 13, les sous-officiers un sur 500 et les soldats un sur 1,650.

Le classement par ordre de fréquence, donnerait donc, pour les officiers, le résultat suivant :

1° génie ; 2° train des équipages ; 3° état-major des places ; 4° gendarmerie ; 5° cavalerie et officiers d'administration ; 6° infanterie ; 7° artillerie ; 8° médecins.

Pour les sous-officiers, la gendarmerie, et dans une proportion considérable, se trouve au premier rang, un vingtième. La même proportion existe, dans cette arme, pour les soldats.

Ces faits trouvent leur explication naturelle dans l'examen des causes ordinaires de la dyspepsie qui, comme le démontre le tableau de l'*âge*, apparaît surtout de 35 à 50 ans.

AGE.	Officiers.	S.-Offic.	Soldats.	TOTAL.	
De 15 à 20 ans..	»	»	2	2	
De 20 à 25 ans..	13	4	18	35	168
De 25 à 30 ans..	76	10	45	131	
De 30 à 35 ans..	192	33	60	285	
De 35 à 40 ans..	306	45	58	409	1,593
De 40 à 45 ans..	318	53	74	445	
De 45 à 50 ans..	329	58	67	454	
De 50 à 55 ans..	138	21	14	173	
De 55 à 60 ans..	53	4	4	61	
De 60 à 65 ans..	19	»	2	21	282
De 65 à 70 ans..	13	»	1	14	
De 70 à 75 ans..	10	2	1	13	
Total général..	1,467	230	346	2,043	

Un coup-d'œil, jeté sur ce tableau, montre que, rare jusqu'à trente ans, la dyspepsie s'observe surtout entre trente-cinq et cinquante ans avec un maximum entre quarante-cinq et cinquante.

Ce fait est également vrai pour les officiers, sous-officiers et soldats, en tenant compte toutefois de cette particularité que la gendarmerie fournit, pour les deux dernières catégories, un nombre de dyspeptiques proportionnellement considérable.

De 55 à 70 ans, le nombre des dyspepsies va presque régulièrement diminuant et se compose surtout des retraités, des malades fournis par les administrations civiles et par les invalides.

TEMPÉRAMENT.	Officiers.	S.-Offic.	Soldats.	TOTAL.
Sanguin...................	520	100	122	742
Nervoso-sanguin....	84	20	29	133
Nerveux..................	298	24	33	355
Lymphatique.............	47	6	31	84
Bilieux........	225	18	26	269
Nervoso-lymphatique.......	49	20	27	96
Bilioso-nerveux	120	26	59	205
Bilioso-sanguin	115	14	11	140
Bilioso-lymphatique.........	9	2	8	19
Total général.......	1,467	230	346	2,043

En résumé :

Tempérament sanguin et dérivés 742
Tempérament bilieux et dérivés 633
Tempérament nerveux et dérivés 584
Tempérament lymphatique (*) 84

2,043

CONSTITUTION.	Officiers.	S.-Offic.	Soldats.	TOTAL.
Forte....................	142	48	47	237
Bonne....................	1,182	144	193	1,519
Faible...	143	38	105	286
Détériorée...............	»	»	1	1
Total général........	1,467	230	346	2,043

(*) Ce chiffre minime tient évidemment à la nature spéciale et choisie des sujets appartenant aux armées.

Que des màlades, appartenant pour la plupart à
l'armée, aient conservé les caractères d'une forte ou
bonne constitution, c'est là une constatation de peu
d'importance pouvant seulement démontrer que l'affection n'a pas encore altéré profondément l'état général.

Mais en remarquant la constitution faible ou plu-
tôt affaiblie chez le septième d'entre eux, nous pouvons en conclure que la dyspepsie n'est pas toujours
sans gravité.

Cette proportion du septième devient presque d'un
tiers chez les soldats qui ne jouissent pas du bien-être
nécessaire pour réparer les effets fâcheux de l'affection
dyspeptique.

Ces soldats sont presque tous d'anciens gendarmes
qu'un service pénible continue à fatiguer.

INVASION DE LA MALADIE.	Officiers.	S.-Offic.	Soldats.	TOTAL.
Trois à six mois..........	28	5	7	40
Six mois à un an..........	36	18	30	84
Un an....................	121	26	45	192
Deux ans.................	188	31	64	283
Trois ans	195	27	43	265
Quatre ans	147	38	44	229
Cinq ans.....	131	19	24	174
Six ans..................	124	16	13	153
Sept ans	73	13	9	95
Huit ans.................	75	7	21	103
Neuf ans...........	25	3	4	32
Dix ans................	270	22	29	321
Onze ans.................	1	»	»	1
Douze ans................	2	»	2	4
Anciennes.................	51	5	11	67
Total général........	1,467	230	346	2,043

De deux ans à six ans 1,104
    C'est-à-dire plus de la moitié des dyspeptiques.
De six ans à douze ans................ 623
De trois mois à un an.............. 316

Beaucoup de ces derniers malades n'auraient pas dû, à notre avis, être envoyés aux eaux, l'affection n'ayant pas eu le temps de s'affirmer non curable par les moyens ordinaires autres qu'un traitement thermal.

DURÉE DU TRAITEMENT.	Officiers.	S.-Offic.	Soldats.	TOTAL.
De 10 à 15 jours...........	25	3	1	29
De 15 à 20 jours...........	40	5	3	48
De 20 à 25 jours...........	106	6	10	122
De 25 à 30 jours...........	146	20	11	177
De 30 à 35 jours...........	291	44	52	387
De 35 à 40 jours...........	735	134	227	1,096
De 40 à 45 jours...........	83	12	31	126
De 45 à 50 jours...........	17	5	4	26
De 50 à 55 jours......	5	»	4	9
De 55 à 60 jours...........	6	»	1	7
De 60 à 65 jours......	13	1	2	16
Total général.....	1,467	230	346	2,043

Un fait ressort tout d'abord de l'examen du tableau ci-dessus : c'est que plus de la moitié des traitements ont eu une durée de trente-cinq à quarante jours.

Pour expliquer ce fait, il n'est pas inutile de rappeler que, pendant la période des observations relevées (1852-1874), les saisons de l'hôpital thermal étaient de 45 jours : la première commençant le 15

mai pour se terminer à la fin de juin, et ainsi de suite
jusqu'au 15 septembre.

Avec des saisons de trente jours, comme elles sont
actuellement fixées, avec la possibilité de prolonger,
dans des cas exceptionnels, le séjour à l'hôpital thermal, nous pensons que la répartition des malades, sur
cinq saisons, est préférable en donnant un nombre de
jours suffisant à la cure et en faisant jouir un plus
grand nombre des bienfaits du traitement thermal.

Quantité d'eau de boisson.	Officiers.	S.-Offic.	Soldats.	TOTAL.
Un verre par jour	11	1	5	17
Deux verres	115	26	44	185
Trois verres...........	260	41	56	357
Quatre verres..........	697	115	157	969
Cinq verres	298	25	43	366
Six verres.............	77	18	37	132
Sept verres...........	»	»	1	1
Huit verres	»	»	1	1
Nul	9	4	15	15
Total général.....	1,467	230	346	2,043

La méthode de numération des verres absorbés
chaque jour est vicieuse : elle ne peut indiquer la
quantité réelle d'eau employée pour la cure.

Et d'abord quelle est la contenance du verre ? Pour
nous, le verre est d'un quart de litre, ou 250 grammes
d'eau ; pour d'autres, elle peut différer.

Il est, en outre, presque impossible d'établir, d'une
manière générale, le rapport qui existe entre le nombre

de journées de traitement et le nombre de verres prescrits. De plus, la quantité d'eau varie selon l'époque de la cure, selon les incidents de la maladie.

Nous avons l'habitude de commencer par de faibles doses afin de *tâter* l'impressionnabilité du malade et, parfois, afin de déterminer le choix de la source la mieux supportée.

Nous avons aussi été amené, par l'expérience, à diminuer, vers la fin de la cure, les doses d'eau minérale, dans le but de permettre au baigneur qui va subir des fatigues et reprendre, en partie, sa vie active, d'échapper aux inconvénients d'une excitation trop vive, résultant du traitement thermal.

Telle qu'elle est démontrée au tableau ci-contre comparé à la durée de la cure (moyenne quarante-cinq jours), la dose, qui varie entre trois et cinq verres, est, selon nous, exagérée. Les idées théoriques ont longtemps guidé les praticiens de Vichy. Une des idées les plus favorables à l'usage immodéré de l'eau était celle qui, basée sur l'alcalinité des humeurs, poussait les doses jusqu'à obtenir des urines alcalines.

Nous dirons, un jour, comment nous avons été conduit pratiquement à l'administration de doses relativement faibles.

Aujourd'hui, nous ne voulons qu'indiquer les idées qui nous ont servi de base pour l'application de cette méthode.

1° Les maladies chroniques exigent, en général, des moyens thérapeutiques persévérants, mais non violents.

2° Aucune théorie chimique ne nous paraît satis-
faisante pour expliquer les résultats du traitement de
Vichy. Nous cherchons à déterminer une action physiologique exempte de réaction vive d'abord et d'atonie consécutive.

NOMBRE DE BAINS.	Officiers.	S.-Offic.	Soldats.	TOTAL.
Un à cinq.............	19	4	4	27
Cinq à dix............	45	18	28	91
Dix à quinze..........	104	19	31	154
Quinze à vingt........	193	23	35	251
Vingt à vingt-cinq.....	370	56	73	499
Vingt-cinq à trente.....	346	54	73	473
Trente à trente-cinq....	247	31	49	327
Trente-cinq à quarante..	57	5	13	75
Quarante à quarante-cinq	8	1	8	17
Nul..................	78	19	32	129
Total général.....	1,467	230	346	2,043

De un à vingt-cinq bains 1,022
De vingt-cinq à quarante-cinq bains... 1,021

2,043

Même avec des saisons de quarante-cinq jours, la
première série (de un à vingt-cinq bains), nous paraît
indiquer un nombre de bains suffisant pour obtenir
le résultat désiré; la deuxième série nous paraît
dépasser l'utilité de ce moyen de traitement qui de-
mande quelque prudence.

Résultat du traitement.	Officiers.	S.-Offic.	Soldats.	TOTAL.
Guérison................	145	17	45	207
Grande amélioration....	861	128	167	1,156
Amélioration., ...	301	61	73	435
Légère amélioration.....	98	11	29	138
Nul...................	45	10	21	76
Aggravation...........	2	»	3	5
Décès................ ..	15	3	8	26
Total général....	1,467	230	346	2,043

Les résultats inscrits à ce tableau se composent de deux catégories d'observations.

1° *Résultat primitif,* observé et consigné à la sortie de l'hôpital thermal.

2° *Résultat consécutif,* constaté par les certificats qui doivent être retournés à l'établissement thermal avec inscription de l'état observé, environ six mois après la cure.

L'examen du tableau ci-dessus, en tenant compte des 566 malades qui ont fait un traitement antérieur, nous fait constater les faits suivants :

1° Plus de la moitié des malades traités a obtenu une grande amélioration.

2° Un cinquième de ces malades a été amélioré.

3° Un huitième a été guéri.

4° Un quatorzième n'a eu qu'une légère amélioration.

Quant aux *résultats nuls,* voici ce que nous apprennent les notes incomplètes inscrites au registre :

Huit étaient atteints de vomissements, trois de diarrhée chronique, quatre d'affections organiques de l'estomac, deux d'embarras-gastrique ; deux d'affections organiques du cœur ; un de congestion cérébrale ; un de paralysie progressive ; un de tuberculisation pulmonaire ; un d'épanchement pleurétique ; un de rhumatisme ; un de violente gastralgie ; un de tœnia ; deux n'ont fait aucun traitement.

Parmi les *aggravations,* nous notons : deux vomissements noirs, une diarrhée, une fièvre intermittente, un sans traitement.

Pour les décès : *résultat primitif, un* cancer de l'estomac, *deux* malades n'ayant fait aucun traitement ; *résultat consécutif, trois* diarrhées chroniques, *deux* tuberculisations pulmonaires ; *deux* cancers de l'estomac, *une* dyssenterie chronique, *une* affection organique du foie, *un* rétrécissement intestinal ; *deux* malades sans traitement.

Traitement thermal antérieur.	Officiers.	S.-Offic.	Soldats.	TOTAL.
1847	1	»	»	1
1848	1	»	»	1
1849	1	»	»	1
1850	»	»	»	»
1851	2	»	»	2
1852	1	»	1	2
1853	1	1	1	3
1854	1	»	»	1
1855	1	»	1	2
1856	2	»	»	2
1857	2	»	1	3
1858	6	2	3	11
1859	4	»	1	5
1860	4	»	3	7
1861	11	»	»	11
1862	14	2	5	21
1863	29	2	3	34
1864	33	1	2	36
1865	48	7	5	60
1866	44	5	8	57
1867	57	8	17	82
1868	63	11	16	90
1869	38	7	12	57
1870	18	3	6	27
1871	15	4	1	20
1872	19	5	6	30
Total général.....	416	58	92	566

566 dyspeptiques ont fait usage, deux fois au moins, des eaux de Vichy.

C'est à peu près le quart du chiffre total.

Mais, si l'on considère que plusieurs de ces malades ont été renvoyés plus de deux fois à la station thermale, il faut réduire cette proportion à moins du quart.

Ces chiffres nous paraissent très-favorables lorsqu'il s'agit d'apprécier l'efficacité de l'eau de Vichy dans les dyspepsies.

Ils nous paraissent devoir augmenter, d'une façon sensible, le nombre des guérisons porté au tableau des résultats du traitement.

INCIDENTS DE LA CURE THERMALE.			
Diarrhée	108	Report....	360
Bronchite	61	Fièvre thermale.	2
Excitation	42	Céphalalgie.	2
Accès de fièvre	40	Hémoptysie.	1
Constipation	26	Pleurodynie	1
Embarras gastrique.	20	Sciatique	1
Vomissements	18	Amygdalite.	1
Crise gastralgique	9	Epistaxis.	1
Névralgie intercostale.	7	Dyssenterie.	1
Coliques	7	Prurigo	1
Névralgie faciale.	4	Adénite cervicale	1
Angine	3	Oppression	1
Laryngite.	3	Lombago	1
Rhumatisme.	2	Otite.	1
Pleurésie.	2	Congestion cérébrale.	1
Arthrite du genou	2	Uréthrite.	1
Anthrax.	2	Hémorrhoïdes	1
Vertiges.	2	Phthisie pulmonaire.	1
Urticaire	2	Ophthalmie.	1
A reporter...	360	Total général.	380

Ce que nous avons dit des doses exagérées d'eau de Vichy prescrites sous l'influence d'idées théoriques complétement abandonnées depuis quelque temps, nous explique, en partie, le grand nombre des diarrhées incidentes.

Tous les médecins sont aujourd'hui d'accord pour reconnaître que la constipation est le plus fréquent résultat de l'usage des eaux de notre station thermale.

Toutefois, faisons observer que les constipations dues à un des troubles digestifs corrigés par notre médicament spécial, disparaissent pendant la cure.

Les écarts de régime, favorisés par l'appétit que développe l'eau des sources et par la table trop succulente des hôtels, doivent être aussi notés comme cause fréquente de ces diarrhées.

L'incident *Bronchite* reconnait pour causes ordinaires : les refroidissements après le bain, les variations brusques de température, l'imprudence des malades qui négligent les vêtements chauds lorsqu'ils s'exposent à la fraîcheur des matinées et soirées, quand l'organisme et surtout la peau, surexcités par l'action physiologique de l'eau minérale, ont besoin des plus grandes précautions hygiéniques.

Les accès de fièvre et les surexcitations générales peuvent généralement être attribués aux causes ci-dessus énoncées pour la diarrhée et la bronchite, avec réserve pour les malades dyspeptiques venant des contrées où règne la fièvre intermittente.

Les autres incidents notés dans ce tableau sont, pour la plupart, la conséquence des effets ordinaires de l'eau de Vichy et des causes précédemment signalées.

CAUSES.		MALADIES ANTÉRIEURES.	
en Afrique	201	Fièvre intermittente...	18
au Mexique	58	Rhumatisme	12
aux Colonies	38	Traumatisme	7
en Cochinchine	31	Engorgement du foie..	6
à Rome	8	Dyssenterie	5
en Chine	6	Fièvre muqueuse	3
au Sénégal	5	Choléra	3
en Corse	3	Coliques hépatiques	3
en Syrie	2	Gravelle	2
en Italie	2	Indigestion	2
en Crimée	1	Spermatorrhée	2
en Espagne	1	Syphilis	2
en Perse	1	Fièvre jaune	1
Siège de Paris	5	Congestion cérébrale..	1
Siège de Metz	2	Catarrhe vésical	1
Armée de la Loire	1	Engorgement des vis- cères abdominaux...	1
Captivité	1	Diarrhée chronique	1
Champignons	1	Pleuro-pneumonie	1
Travail de bureau	1	Enterite	1
Excès de tabac	1	Scorbut	1
Excès de boisson (ab- sinthe)	1	Variole	1
Excès de coït	2	Eczéma	1
		Chloro-anémie	1
Total....	372	Cystite chronique	1
		Mélancolie	1
		Total	78

SÉJOUR PROLONGÉ

ÉTIOLOGIE.

A peine le quart des observations relevées aux registres nous donne un renseignement sur la cause de la dyspepsie.

C'est là cependant une question importante à étudier, tant au point de vue de l'hygiène qu'au point de vue de l'opportunité du traitement thermal.

Le séjour prolongé dans les colonies, les fatigues, les privations de la guerre, nous sont ici révélés comme formant la plus grande partie des causes. Le reste appartient à des affections diverses, parmi lesquelles la fièvre intermittente, puis les rhumatismes tiennent le premier rang.

Nous trouvons, il est vrai, dans les tableaux relatifs aux corps dont font partie les malades, à l'âge, au tempérament, à la constitution, des données utiles. Mais les causes héréditaires qui ont une valeur incontestable, mais les habitudes, mais les maladies antécédentes ou concommittantes ne s'y trouvent qu'exceptionnellement signalées.

Il y a là une lacune à combler, et nous devons étudier ces causes sur un nouveau plan.

Il ne peut entrer dans notre intention d'énumérer toutes les causes générales des dyspepsies, il nous faudrait, pour cela, passer en revue le cadre entier de l'hygiène.

Dans chacune des divisions classiques de cette science « circumfusa, applicata, excreta, ingesta, acta, percepta », nous aurions à relever les violations des lois hygiéniques qui ont contribué à la production de ces états morbides.

Dans une première classe, nous voudrions placer les dyspepsies ayant pour cause une lésion ou un trouble *primitif et simple* du tube digestif ou de ses annexes.

Notre désir de présenter une énumération métho-
dique, presque complète, de ces causes, nous la fera
baser sur la fonction dévolue à chacune des parties
de l'appareil digestif.

Tout en tenant compte du rôle important que joue
dans la nutrition l'estomac auquel on rapportait,
jadis, presque en totalité, les bonnes ou mauvaises
digestions, nous ne devons pas négliger l'intervention
nécessaire des autres parties de l'appareil. Aussi, nous
distinguons les trois phases de l'acte physiologique en
rapport avec les trois principales divisions du tube
intestinal.

A. Phase bucale, comprenant :

a. *Mastication* incomplète par absence partielle ou
totale des dents, par altération de ces *ostéïdes,* par
leur position vicieuse, enfin par gêne dans les mouvements du maxillaire inférieur.

b. *Insalivation.* Altération de la quantité ou de la
qualité de la salive.

c. *Déglutition.* Gêne par vice organique ou fonc-
tionnel dans le pharynx ou l'œsophage.

B. Phase stomacale :

a. Suppression ou diminution des mouvements
péristaltiques résultant d'une atonie des fibres musculaires de l'organe, ayant pour cause une lésion nerveuse
ou une quantité excessive d'aliments. Contractilité
exagérée de ces mêmes mouvements.

b. Altération dans la quantité ou qualité du suc
gastrique.

c. Mucus stomacal sécrété en trop grande quantité.

d. Diminution de la sécrétion de la pepsine.

e. Obstacles à la circulation du sang dont le courant continu, par ses qualités alcalines, empêche l'action corrosive du suc gastrique sur la muqueuse stomacale.

C. Phase intestinale :

a. Suppression ou diminution des mouvements péristaltiques de la membrane musculaire intestinale. Exagération dans les mouvements de ces fibres musculaires.

b. Perversion de la sécrétion muqueuse.

c. Troubles dans l'absorption.

d. Production de gaz par réaction chimique ou par sécrétion.

e. Altération de la quantité ou qualité du liquide pancréatique.

f. Altération de la quantité ou de la qualité de la bile.

2° Une deuxième classe comprendrait les dyspepsies provenant d'une lésion ou d'un trouble siégeant dans un appareil autre que l'appareil digestif, principalement dans les organes sympathiques, enveloppe cutanée, utérus, reins, etc.

3° Dans une troisième catégorie, nous rangerions les dyspepsies ayant pour cause un trouble de l'innervation générale.

4° Enfin, nous placerions en quatrième lieu les dyspepsies provenant d'un état général de l'économie et surtout des diathèses.

INDICATION DU TRAITEMENT DE VICHY DANS LES DYSPEPSIES, SELON LEUR CAUSE.

1° Toute dyspepsie, reconnaissant pour cause un vice ou trouble *simple et primitif* de l'appareil digestif, est susceptible d'être améliorée ou guérie par la cure thermale de Vichy.

2° La dyspepsie ayant comme cause une affection chronique du foie, de l'utérus, des voies urinaires, de la peau, est avantageusement modifiée à Vichy.

3° Les dyspepsies occasionnées par une affection chronique du cœur ou des centres nerveux, doivent être exclues du traitement de Vichy.

Seront admises avec réserves celles résultant des maladies intéressant les voies respiratoires.

4° Les états dyspeptiques dépendant de l'anémie simple, de la cachexie paludéenne, des diathèses herpétique et arthritique doivent être envoyés à Vichy.

5° Réserve grande pour les diathèses scrofuleuse, syphilitique et pour la tuberculisation pulmonaire au premier degré.

6° Prohibition complète de la cure thermale pour les malades atteints de diathèse cancéreuse ou tuberculeuse.

RECHERCHES

SUR LES

DYSPEPSIES

AVEC DIMINUTION DU VOLUME DU FOIE

RÉSULTATS FAVORABLES DE LA CURE THERMALE DE VICHY

DYSPEPSIES

AVEC DIMINUTION DU VOLUME DU FOIE.

Depuis trois années, en étudiant les affections dyspeptiques, si nombreuses à Vichy, notre attention a
été appelée sur une forme particulière de ces états
morbides.

Le caractère commun de ces dyspepsies se rencontre
dans une diminution du volume du foie; diminution
qui n'est, pour nous, ni de l'atrophie cirrhotique au
premier degré, puisque sous l'influence du traitement
thermal, l'organe hépatique reprend ses dimensions
et ses fonctions normales; ni la cirrhose à sa deuxième
période, puisque les malades guérissent ou voient se
produire une amélioration notable, au lieu de l'aggravation presque constante qui résulte, dans la
cirrhose confirmée, de l'usage des eaux.

Dans l'impossibilité où nous nous trouvons, jusqu'à présent, d'établir si la diminution du volume du

foie est antérieure ou postérieure à l'état dyspeptique, nous avons cru devoir former une classe spéciale de dyspepsies pour laquelle le traitement de Vichy nous paraît le seul donnant des résultats favorables.

Notre étude sur ces maladies est loin d'être complète ; l'anatomie pathologique nous fait entièrement défaut : nous voulons seulement poser, avec les observations assez nombreuses que nous avons pu recueillir, un point de repère pour les investigations que nous nous proposons de continuer et nous appelons ainsi les recherches sur un état dont nous ne trouvons guère de traces dans les publications parues jusqu'à ce jour (*).

En détaillant les deux premières observations, nous indiquons le point de départ de cette étude et nous faisons voir comment nous avons été amené a observer dès lors tous nos dyspeptiques à ce nouveau point de vue.

Nous devons nous attendre, en publiant ce travail,

(*) Niémeyer décrit un état analogue sous le nom de *catarrhe chronique intestinal*, qu'il attribue à une inflammation interstitielle du foie ayant son siège dans le tissu conjonctif rare qui forme la continuation de la capsule de Glisson. Catarrhe intestinal, un état dans lequel la constipation est le fait à peu près constant, voilà un terme que nous n'adopterons pas. Quant à la nature de la maladie, nous en dirons notre opinion au cours de cette étude.

Dans un remarquable ouvrage d'un médecin anglais, Ch. Murchisson, dont une récente traduction est due à M. le docteur Jules Cyr, nous avons trouvé de précieux renseignements relatifs à nos recherches, surtout dans les leçons sur les troubles fonctionnels du foie.

qui touche à un point peu étudié jusqu'à ce jour, à de nombreuses et sérieuses critiques, nous essayerons de répondre à celles qui déjà ont été produites.

1° Le foie, pathologiquement diminué de volume, c'est la cirrhose, et la cirrhose est irrémédiable.

Nos mensurations et le travail de M. Murchisson sur les affections du foie répondent à cette première objection qui se trouve émise dans notre deuxième observation.

2° Les faits que vous relatez sont rares et n'ont presque jamais été observés.

Nous les avons assez fréquemment rencontrés pour avoir recueilli, en trois années, 140 observations.

Lorsqu'on examine un malade accusant des symptômes de dyspepsie ou d'affection hépatique, on est rarement induit à rechercher un amoindrissement dans le volume du foie. C'est dans un sens opposé que se dirige ordinairement l'investigation et dans ce cas on constate par la palpation que le foie déborde ou ne déborde pas les fausses côtes, sans avoir recours à la percussion et à la mensuration de l'organe.

C'est de l'abstention de ces recherches considérées jusqu'ici comme de médiocre utilité que, selon nous, provient la non-constatation des états particuliers qui font l'objet de notre étude.

3° Vos mensurations, qui présentent tant de difficultés pratiques, peuvent n'être pas d'une complète exactitude et vous avez pu être induit en erreur.

Complètement d'accord sur les difficultés de la mensuration et la fréquence des chances d'erreur (*), je relate de bonne foi ce que j'ai vu, en y mettant soin et attention, ce qu'ont constaté avant moi et après moi, mes collaborateurs, ce que je prie mes confrères de vérifier eux-mêmes avant de juger de parti-pris.

MENSURATION DU FOIE.

Il nous paraît utile, avant tout, d'établir par nos recherches bibliographiques, qui sont presque d'accord avec nos observations pratiques, quelles sont les dimensions normales du foie.

(*) Murchisson, qui est souvent à citer, dit à ce sujet :
L'aire de la matité hépatique peut souvent paraître diminuée, bien que l'organe conserve en réalité son poids et son volume normaux.

Diminution apparente par :

1° Distension tympanique des intestins, souvent du colon transverse et de l'estomac.

a. Par interposition de l'estomac ou de l'intestin distendus, entre le foie et les parois abdominales.

b. Par amincissement du bord inférieur du foie, lorsque cet organe est poussé en avant.

c. Par tympanite excessive, augmentant le diamètre antéro-postérieur de la cavité abdominale et relevant la partie inférieure du foie.

On doit soupçonner l'apparence de diminution du volume du foie dans les circonstances suivantes :

a. Distension tympanique des intestins et de l'estomac.

b. Variations, à différents moments, de l'étendue de la matité.

c. Variations de l'étendue de la matité à divers endroits.

2° Accumulation de gaz dans la cavité péritonéale. suite de perforation stomacale ou intestinale.

3° Tissu hépatique extraordinairement mou.

L'anatomie descriptive de Cruveilhier nous dit que le foie forme la trente-sixième partie du corps humain ;

Que son diamètre transversal est de dix à douze pouces (en centimètres, 27 à 32) ;

Que son diamètre vertical est de quatre à cinq pouces au niveau de sa grosse extrémité (en centimètres, de 10 1/2 à 13 1/2) ;

Qu'il a dans ses dimensions des différences individuelles très-notables.

Dans une nouvelle édition de cet ouvrage, nous trouvons :

Diamètre transversal, 27 à 32 centimètres
Diamètre vertical, 11 à 14 centimètres.

Nous empruntons à Murchisson les données suivantes :

Chez un adulte bien portant, le *vrai* bord supérieur du foie est situé au niveau du cinquième espace intercostal, rarement au niveau de la quatrième côte, ou du quatrième espace intercostal.

Sur la ligne mammaire droite, le bord inférieur correspond ordinairement, à l'état physiologique, au bord de l'arc costal et correspond au dixième espace intercostal.

L'étendue ordinaire de la matité hépatique chez un adulte de taille moyenne est de quatre pouces anglais (10 c. 12 m.) sur la ligne mammaire droite; quatre pouces et demi anglais (11 c. 30 m.) à cinq pouces (12 c. 60 m.) sur la ligne axillaire droite.

Les recherches de Piorry à ce sujet, nous donnent des résultats à peu près semblables et, sur un nombre de cent mensurations, tant à l'état normal qu'à l'état morbide, nous trouvons une moyenne de onze centimètres pour le diamètre vertical.

Les dimensions relevées dans Cruveilhier se rapportent à l'exploration du foie en suivant la ligne du plus grand diamètre vertical, laquelle est plus étendue que la ligne mamelonnée, et dans Piorry à la ligne mammaire.

La percussion du foie offre des difficultés assez nombreuses, surtout lorsque l'on veut délimiter exactement le diamètre transversal.

Ces difficultés sont plus grandes encore lorsqu'il s'agit de sujets présentant une quantité plus ou moins considérable de gaz dans l'estomac et dans l'intestin. C'est cette raison qui nous a fait adopter la mensuration dans le diamètre vertical, en prenant comme point de départ le mamelon droit et en suivant une ligne directe qui, sans indiquer le plus grand diamètre vertical du foie, nous fournit des dimensions d'une constation plus facile, à raison de la situation du tube digestif.

Nous rappelant que la position du foie est modifiée par les grands mouvements respiratoires, qu'elle est variable suivant la station debout, assise ou couchée; ne perdant pas de vue que le volume de la glande hépatique varie lui-même selon l'âge, le sexe, l'état de vacuité ou de plénitude alimentaire de l'estomac; nous avons percuté nos malades à jeun, à une même heure de la journée et dans la position horizontale, la tête étant à peine soulevée et en recommandant de faibles inspirations.

De cette façon et avec cette précaution d'une percussion plus forte à la partie supérieure du foie, plus légère en bas, afin de bien reconnaître les portions minces en rapport avec les parois et superposées à l'intestin, nous avons pu tracer et mesurer exactement le diamètre vertical de l'organe.

Dans notre service à l'hôpital, les mensurations sont faites à la visite du matin, le malade étant à jeun et couché, elles sont toutes dans le diamètre de la ligne mammaire.

Lors du premier examen, la percussion du foie est d'abord pratiquée par nous ; je laisse ensuite constater le résultat par M. le médecin aide-major et par d'autres confrères qui nous font parfois l'honneur d'assister à nos visites.

Au cours du traitement, les mensurations sont assez souvent faites d'abord par le médecin aide-major puis vérifiées par nous.

Cette manière d'observer nous paraît propre à éviter les chances d'erreur.

Les mensurations faites dans notre cabinet à l'hôpital ne peuvent être vérifiées par d'autres médecins; il en est de même pour celles des malades qui se présentent à notre cabinet de consultation. Celles relevées aux cahiers de visite et dans les observations de nos collaborateurs ne sont contrôlées par nous que dans des cas exceptionnels.

Je relève ici les dimensions inscrites dans les observations prises en 1878, sans faire entrer dans ce nombre les dyspepsies avec diminution du volume du foie. Les 219 malades dont les mensurations forment le tableau suivant étaient atteints des affections ci-après énumérées.

MALADIES.	TOTAUX	OBSERVATIONS prises par les Médecins traitants.		
		M. Bintot.	M. Mourlon	M. Derazey.
Dyspepsie..............	71	44	5	22
Gastrite chronique......	3	»	»	3
Perityphlite............	2	1	»	1
Diarrhée chronique.....	2	1	1	»
Ictère.................	1	1	»	»
Hépatite chronique	52	26	11	15
Coliques hépatiques.....	13	10	1	2
Engorgement des viscères abdominaux............	15	2	3	10
Engorgement de la rate.	1	»	»	1
Gravelle urique.........	13	10	2	1
Coliques néphrétiques...	12	12	»	»
Goutte.................	18	17	»	1
Diabète	9	9	»	»
Cystite chronique.......	7	7	»	»
Totaux.........	219	140	23	56

Mensuration du Foie.

	AVANT LA CURE.			APRÈS LA CURE.	
Centimètres.	Nombre.	Total des centim.	Centimètres.	Nombre.	Total des centim.
5.5	1 } 28	5.5	5.5	»	»
6.»	3	18.»	6.»	»	»
6.5	1	6.5	6.5	»	»
7.»	7	49.»	7.»	3 } 12	21.»
7.5	5	37.5	7.5	1	7.5
8.»	11	88.»	8.»	8	64.»
8.5	22 } 91	187.»	8.5	10	85.»
9.»	24	216.»	9.»	40 } 146	360.»
9.5	12	114.»	9.5	36	342.»
10.»	26	260.»	10.»	50	500.»
10.5	7	73.5	10.5	10	105.»
11.»	13	143.»	11.»	10	110.»
11.5	10	115.»	11.5	5	57.5
12.»	13	156.»	12.»	19	228.»
12.5	4	50.»	12.5	2	25.»
13.»	10	130.»	13.»	9	117.»
13.5	4	54.»	13.5	1	13.5
14.»	11 } 100	154.»	14.»	7 } 61	98.»
15.»	8	120.»	15.»	6	90.»
15.5	6	93.»	15.5	»	»
16.»	3	48.»	16.»	1	16.»
16.5	1	16.5	16.5	»	»
17.»	10	170.»	17.»	1	17.»
17.5	1	17.5	17.5	»	»
18.»	4	72.»	18.»	»	»
19.»	1	19.»	19.»	»	»
21.»	1	21.»	21.»	»	»
	219	2.434.0		219	2.236.5

Remarquons que, dans ce tableau, les extrêmes disparaissent pour ainsi dire après la cure, et le groupement principal se forme entre 8 c. 5o m. et 1o c. 5o m.

4

Divisant le nombre total des centimètres par le nombre des malades, nous trouvons :

Moyenne avant la cure, 11 cent. 11 mill.

Moyenne après la cure, 10 cent. 20 mill.

Ces moyennes sont trop fortes, augmentées qu'elles sont par les hépatites chroniques et les engorgements des viscères abdominaux.

Pour nous rapprocher davantage de la dimension moyenne exacte, examinons dans le tableau suivant le résultat de la mensuration dans les dyspepsies simples.

Mensuration du Foie dans la Dyspepsie simple.

	AVANT LA CURE.			APRÈS LA CURE.	
Centimètres.	Nombre.	Total des centimètres	Centimètres.	Nombre.	Total des centimètres
8.»	»	»	8.»	2	16.»
8.5	15	127.5	8.5	6	51.»
9.»	17	153.»	9.»	12	108.»
9.5	4 ⎰ 50	38.» ⎰ 459 5	9.5	13 ⎰ 55	123.5 ⎰ 524.5
10.»	12	120.»	10.»	20	200.»
10.5	2	21.»	10.5	4	42.»
11.»	5	55.»	11.»	2	22.»
11.5	3	34.5	11.5	2	23.»
12.»	3	36.»	12.»	8	96.»
12.5	2	25.»	12.5	»	»
13.»	5	65.»	13.»	1	13.»
14.»	1	14.»	14.»	»	»
15.»	1	15.»	15.»	»	»
»	70	704.»	»	70	694.5

Moyenne avant la cure 10 cent.

Moyenne après la cure 9 cent. 9 mil.

L'oscillation véritable se fait entre 8 c. 5 mill. et
10 cent.

Mensurations du foie

dans l'hépatite chronique et dans l'engorgement des viscères abdominaux.

AVANT LA CURE.			APRÈS LA CURE.		
Centimètres.	Nombre.	Total des centim	Centimètres.	Nombre.	Total des centim.
8.»	»	»	8.»	3	24.»
8.5	»	»	8.5	»	»
9.»	»	»	9.»	6	54.»
9.5	»	»	9.5	7	64.5
10.»	2	20.»	10.»	12	120.»
10.5	»	»	10.5	2	21.»
11.»	3	33.»	11.»	2	22.»
11.5	3	34.5	11.5	2 ⎱ 56	23.»
12.»	7	84.»	12.»	10	120.»
12.5	3	37.5	12.5	1	37.5
13.»	5	65.»	13.»	6	28.»
13.5	3	40.5	13.5	1	13.5
14.»	9	126.»	14.»	7	98.»
14.5	» ⎱ 52	»	14.5	»	»
15.»	6	90.»	15.»	6	90.»
15.5	5	77.5	15.5	»	»
16.»	3	48.»	16.»	1	16.»
16.5	1	16.5	16.5	»	»
17.»	10	170.»	17.»	1	17.»
17.5	1	17.5	17.5	»	»
18.»	4	72.»	18.»	»	»
19.»	1	19.»	19.»	»	»
20.»	»	»	20.»	»	»
21.»	1	21.»	21.»	«	»
	67	973.0		67	798.5

Moyenne avant la cure, 14 cent. 50 mill.
Moyenne après la cure, 11 cent. 90 mill.

Dyspepsies aveo diminution de volume du foie.

	AVANT LA CURE.			APRÈS LA CURE.	
Centimètres.	Nombre.	Total des centim	Centimètres.	Nombre.	Total des centim.
4.»	»	»	4.»	»	»
4.5	3	13.5	4.5	»	»
5.»	9	45.»	5.»	»	»
5.5	10	55.»	5.5	»	»
6.»	28	168.»	6.»	»	»
6.5	19	123.5	6.5	1	6.5
7.»	41 } 118	287.»	7.»	4	28.»
7.5	16	120.»	7.5	5	37.5
8.»	14	112.»	8.»	18	120.»
8.5	»	»	8.5	21 } 118	178.5
9.»	»	»	9.»	30	270.»
9.5	»	»	9.5	21	199.5
10.»	»	»	10.»	23	230.»
10.5	»	»	10.5	7	73.5
11.»	»	»	11.»	9	99.»
11.5	»	»	11.5	»	»
12.»	»	»	12.»	4	48.»
	140	924.0		140	1.290.5

Moyenne avant la cure, 6 cent. 60 mil.

Moyenne après la cure, 9 cent. 20 mil.

Différence en plus, *deux centim. six millim.*

Dans les hépatites chroniques et les engorgements du foie, nous avions rencontré :

Avant la cure, 14 cent. 50 mil.

Après la cure, 11 cent. 90 mil.

Différence en moins, *deux centim. six millim.*

Est-ce là une simple coïncidence, ou nos observations ne démontreraient-elles pas que l'eau de Vichy augmente ou diminue dans une égale proportion le volume du foie, selon qu'il est atrophié ou hypertrophié ? Nos travaux ultérieurs tendront à vérifier cette donnée remarquable.

PREMIÈRE OBSERVATION

Dyspepsie flatulente. — Migraines fréquentes.

M. B..., vétérinaire en premier, 46 ans, tempérament nervoso-bilieux, constitution un peu affaiblie, ne signale aucune maladie chez ses parents qui, tous deux, présentaient au plus haut degré les caractères du tempérament nerveux.

Comme maladies antérieures, nous ne trouvons qu'une fièvre rémittente continue, contractée en Algérie, où notre malade a séjourné pendant trois ans ; plus une fièvre typhoïde dont il a été atteint en 1861.

Aucun excès, si ce n'est celui de travaux intellectuels, ne peut être rapporté comme cause de l'état dyspeptique.

Nous laissons à présent M. B... relater lui-même, avec détails, la marche de son affection.

« Dès l'année 1865, l'estomac a commencé chez moi à se montrer débile, mais cette débilité ne se manifestait qu'à de rares intervalles et à la suite d'un dîner plus copieux que celui de la vie ordinaire. J'avais alors fréquemment, en effet, après une invitation à dîner en ville, un mal de tête violent, s'accompagnant presque toujours de vomissements. Cette paresse, cette susceptibilité de l'organe gastrique s'accrut lentement, mais progressivement, et à partir de 1868, certains mets, d'une digestion, il est vrai, un peu laborieuse, tels que haricots de moutons, choux et légumes farineux, occasionnèrent quelque malaise, deux ou trois heures après leur ingestion; malaise caractérisé par de la pesanteur vers l'épigastre et par de nombreuses éructations inodores. A cette même époque, lors des changements de garnison, les déjeûners froids, qu'on a l'habitude de faire pendant l'étape et sur le bord de la route, dans la cavalerie, furent également mal supportés, ainsi que les diners plantureux pris à l'hôtel, en pareille circonstance.

« En 1872, les indispositions, résultant des diverses causes que je viens d'indiquer, furent plus fréquentes et eurent aussi plus de durée, c'est-à-dire que les migraines qui, auparavant, ne persistaient jamais au-delà d'une bonne nuit réparatrice, se prolongèrent parfois pendant deux ou trois jours. Les farineux, les ragouts, imposèrent aux fonctions digestives un travail de plus en plus laborieux et de plus en plus accompagné de malaise. Je pris alors un peu de rhubarbe et de quinquina, ainsi que de l'eau de Vals ou de Saint-Galmier. J'y ajoutai un peu plus tard l'usage de la poudre de charbon pour absorber les gaz en excès qui se formaient pendant la digestion. Je tirai quelque soulagement de l'emploi de ces divers excitants ou absorbants.

« En 1873 et 1874, j'eus moins souvent à me plaindre des maux de tête et autres malaises signalés plus haut; mais j'eus cependant encore, de temps en temps, des indispositions que j'attribuais à de l'embarras gastrique et que je combattais par l'usage d'un purgatif salin (sulfate de soude, de magnésie, ou limonade Roger). D'ailleurs, une constipation bien marquée précédait ou accompagnait toujours ces indispositions. Néanmoins, jusque-là, le mal dont je souffrais était largement intermittent et ne se manifestait même qu'à des intervalles assez éloignés pour ne pas porter atteinte à la nutrition et ne pas influer sensiblement sur mon état d'embonpoint.

« Mais au mois de septembre 1875, à la suite d'un voyage à Fontainebleau, fait pendant le mois d'août avec le régiment, à l'occasion des écoles à feu, voyage dans lequel j'eus à souffrir de chaleurs intenses et dans lequel je fis une consommation un peu immodérée de glace dans les boissons, j'éprouvai un malaise beaucoup plus accentué et beaucoup plus prolongé que de coutume, du côté de l'appareil digestif. Ce malaise consistant toujours en constipation, sécheresse de la bouche, empâtement de la langue, éructations, flatuosités et maux de tête, durait alors dix, douze jours consécutifs, disparaissait pendant une ou deux semaines, pour reparaître, avec plus ou moins d'intensité, encore pendant une période d'au moins huit jours et cela pendant près de trois mois; de sorte que, pendant ce laps de temps, j'eus à supporter des souffrances pour ainsi dire continues. Aussi cette continuité de souffrances, jointe au régime restreint qu'elle m'imposait, occasionna-t-elle chez moi un amaigrissement bien prononcé et imprima-t-elle sur ma physionomie un teint bistré qui fut remarqué par beaucoup de personnes et qui fit même dire, à celles qui avaient l'habitude de l'observation médicale, que je ne devais pas bien digérer.

« Dans les trois mois dont je viens de parler, je me purgeai à diverses reprises, croyant toujours avoir affaire à de l'embarras gastrique; mais je n'obtenais pas de grands bénéfices de l'usage de cette médication; j'ajouterai même qu'elle me fatiguait en pure perte. Un régime léger, de facile digestion (œufs, poisson ou un peu de viande rôtie) et l'usage d'eau de Vals ou d'eau de Vichy me procuraient plus de soulagement et je finis par m'en tenir là.

« Malheureusement, aussitôt que mes maux de tête avaient disparu, je me sentais sollicité à manger par un appétit assez vigoureux et, en y obéissant trop complaisamment, surtout au repas du soir, je ne tardais pas à être repris de migraine. Je commençais presque toujours à ressentir cette dernière en me réveillant, ce qui me donnait la preuve qu'elle devait être occasionnée par la digestion incomplète du repas de la veille. Aux principaux symptômes que j'ai énumérés, je dois ajouter, comme symptômes secondaires : 1° Un état de faiblesse musculaire qui produisait en moi une sensation de courbature et parfois d'oppression, de battements aortiques au creux épigastrique, lorsque je déployais le moindre travail physique et même souvent en montant quelques marches d'escalier; 2° Une irritabilité nerveuse excessive; 3° des douleurs abdominales sourdes, des sensations vagues, bizarres, émanant de l'intestin et qui me faisaient croire que les anses de cet organe devaient se ratatiner, se coller les unes contre les autres. Pour combattre ces singulières sensations, on me conseilla même de faire usage de poudre de belladone en pilules; mais je dus y renoncer, après cinq ou six jours, par suite de la sécheresse, de l'astriction insupportables qu'elles produisaient dans la bouche et l'arrière-bouche.

« C'est sur ces entrefaites (en mars 1876) que je pris la résolution d'aller à Vichy et que je fus porté pour la troisième saison. A partir de ce moment, je me contentai de m'observer beaucoup dans le régime et de faire usage de temps en temps de l'eau de Vichy à table. J'eus assurément des intervalles de calme beaucoup plus longs, pendant les mois d'avril, mai et juin, que pendant les six mois précédents. J'eus même, pendant ces trois mois, certaines phases de bien-être qui me faisaient croire que j'étais entièrement guéri et qui me faisaient presque regretter de m'être fait porter pour prendre les eaux thermales; mais un retour offensif du mal ne tardait pas à chasser cette sérénité d'esprit, ainsi que ces regrets, et, en définitive, je vis arriver, avec infiniment de plaisir, le moment d'aller faire usage de ces eaux.

« A mon arrivée à l'hôpital, un examen médical minutieux fit porter le diagnostic suivant : dyspepsie avec diminution du volume du foie.

« Cette diminution de volume était de quatre centimètres environ sur les dimensions normales de l'organe.

« L'usage, matin et soir, de la source de l'Hôpital à raison de soixante grammes pendant quatre jours, ensuite de cent vingt grammes pendant six autres jours, et enfin cent quatre-vingts grammes pour le reste de la saison, pris en trois fois, furent les doses prescrites et auxquelles je me conformai scrupuleusement. Dans les quinze derniers jours, l'eau de la Grande-Grille fut substituée, pour le soir, à la source de l'Hôpital. L'eau de ces deux sources, dans les proportions qui viennent d'être indiquées, avec un bain journalier, firent tous les frais du traitement, pendant mon premier séjour à Vichy. Durant ce séjour, à part deux atteintes de maux de tête très-passagères, résultant d'un peu de constipation, je me trouvai dans un état de santé et de bien-être très-satisfaisant et je quittai l'hôpital avec un teint plus clair, une activité beaucoup plus grande des fonctions digestives et avec une force musculaire sensiblement accrue. La percussion de la région hépatique indiquait d'ailleurs une augmentation de volume de plus de deux centimètres pour justifier l'amélioration extérieure notable dont je viens de parler.

« Cette amélioration persista; mais ce n'était néanmoins qu'une amélioration, et j'eus, du mois d'octobre 1876 au 1er août 1877, plus d'une fois occasion de m'apercevoir que je n'étais pas entièrement guéri. En effet, dans ce long intervalle de temps, je ressentis assez fréquemment les indispositions dont j'ai tracé le caractère dans le cours de cette relation. Mais je dois m'empresser de déclarer que ces indispositions n'avaient plus, à beaucoup près, la fréquence, la gravité et la durée de celles que j'avais eu à supporter durant la période correspondante de l'année précédente. Pour préciser davantage, je dirai qu'en moyenne elles revenaient seulement tous les mois et qu'elles disparaissaient après trois ou quatre jours de régime.

« Pour combattre la constipation, qui est toujours la compagne fidèle de ces malaises, je fis usage, de temps en temps, d'un verre d'eau de Pullna, pris le matin à jeûn, pendant deux ou trois jours. J'obtenais ainsi, sans purgation, une selle par jour et j'éprouvais alors un soulagement rapide.

« Au 1ᵉʳ août 1877, je reviens à Vichy, où la percussion fit reconnaître que j'avais encore une diminution de volume du foie de près de trois centimètres. L'eau de la source de l'Hôpital, toujours à la dose progressive de soixante grammes pendant quatre jours, de cent vingt grammes pendant six jours, et de cent quatre-vingts grammes pendant vingt jours, matin et soir, les bains alternés journellement avec les douches furent les prescriptions recommandées et encore exécutées ponctuellement. Un nouveau bien-être, plus accentué encore que le premier, résulta de ce second séjour, à la fin duquel le foie, à un centimètre près, était revenu à son volume ordinaire.

« Depuis lors, les atteintes de mon mal passé ont été si rares, si légères, si fugaces, que je me considérerais comme entièrement guéri, si ce n'était l'obligation dans laquelle je suis d'être très-sobre, très-prudent, vis-à-vis de certains mets d'une digestion difficile et surtout de m'observer, au repas du soir, c'est-à-dire de ne pas m'abandonner entièrement à mon appétit, ou de m'abstenir, à ce repas, d'aliments farineux ou encombrants. Malgré cela, je dois constater, à ma grande satisfaction, que depuis six mois, sauf dans une circonstance exceptionnelle, les dîners en ville n'ont jamais été suivis de maux de tête, ni d'aucun malaise, tandis que les années précédentes, je les appréhendais vivement, par rapport au tribut maladif inévitable que j'avais à payer à leur suite.

« Au demeurant, aujourd'hui, avec quelque précaution dans le régime, les fonctions digestives s'accomplissent régulièrement, convenablement. La seule trace de mon ancien état dyspeptique consiste parfois en un peu de sécheresse, un peu d'empâtement de la bouche, toujours alors avec un peu de constipation et de susceptibilité nerveuse. Mais il me suffit de prendre de l'eau de Vichy (source Saint-Yorre) à trois ou quatre repas, de faire usage d'une demi-diète pendant une journée, pour avoir raison de cette petite fatigue des organes digestifs. Je viens justement d'éprouver, ces jours-ci, un de ces légers malaises ; mais il y avait près de deux mois que je n'avais eu occasion de le remarquer, même dans les faibles limites que je viens d'indiquer. »

La note de notre malade nous est remise dans les premiers jours de mars de l'année 1878, et, en même temps, il nous est donné de constater le progrès sérieux obtenu par nos deux cures thermales.

Le teint de M. B... est clair, ses yeux ont la vivacité de la santé, l'état d'amaigrissement primitivement signalé a fait place à un embonpoint relatif. L'enveloppe cutanée a perdu toute sécheresse et toute teinte maladive. La percussion de la région hépatique nous fournit, dans le diamètre vertical, une matité de dix centimètres correspondant au volume du foie.

Malgré cette amélioration, nous conseillons à M. B... de revenir à Vichy cette année, afin de compléter le résultat des traitements antérieurs, tout en lui recommandant de faire, de temps à autre, un usage modéré d'eau transportée.

Nous sommes convaincu que nous aurions eu, avec le sujet de notre deuxième observation, un amendement aussi marqué, si nous avions obtenu de ce malade un peu de la ponctualité dont nous avons tant à nous louer chez le premier.

Dyspepsie gastralgique. — Troubles névropathiques.

M. B..., âgé de 42 ans, tempérament nerveux, constitution affaiblie, a, par sa profession, des habitudes sédentaires et un travail de bureau. Aucun excès, aucun usage de tabac. Sa mère était dyspeptique; rien à noter du côté paternel.

A l'âge de 9 ans, il a été atteint de rhumatisme articulaire aigu et cette affection s'est montrée de nouveau à l'âge de dix-sept ans. Il se rappelle qu'à quatorze ans, il a été pris d'une salivation abondante. Ses dents sont cariées pour la plupart.

Le 11 décembre 1876 surviennent, sans cause connue, des selles dyssentériques et, depuis ce moment, M.B... souffre de crises gastralgiques revenant quatre heures après le repas.

Nous trouvons, à notre premier examen (13 juin 1876), le malade dans un état de maigreur et d'affaiblissement notables, le pouls est très-lent mais régulier, 55 pulsations, la peau est sèche, de couleur foncée, la langue blanchâtre, légèrement rouge sur ses bords.

Gencives et conjonctives décolorées.

Rien du côté de la poitrine. Sonorité complète du côté droit jusqu'aux fausses côtes; le diamètre vertical du foie ne mesure pas plus de cinq centimètres. Son bord supérieur se trouve au niveau de l'appendice xyphoïde. L'épigastre, sans tuméfaction ni dureté, est assez sensible à la palpation, l'abdomen est déprimé, rentrant; sur ses parois et de chaque côté, une veine saillante et volumineuse. Les fosses iliaques peuvent être affaissées sans douleurs. Des varices à la jambe droite et un peu d'œdème aux deux malléoles.

M. B.. se plaint de ne pouvoir digérer aucun aliment, et depuis longtemps, dit-il, il se nourrit de trois potages par jour. Une constipation opiniâtre et la sensation de gaz roulant dans l'intestin sont en outre signalées. Insomnies fréquentes.

L'état moral est des plus mauvais ; déjà des traitements variés ont échoué et des diagnostics différents ont été portés par de nombreux médecins ; on est allé jusqu'à prendre avis d'un soi-disant médecin aidé d'une somnambule. Chaque sensation est analysée et commentée par ce malade qui, joignant à ses souffrances réelles, celles que son imagination lui ajoute par la lecture de livres de médecine, est devenu un type complet d'hypocondriaque.

Prescription : alimentation exempte de substances grasses, jus de viande et purée de carottes ; lavement émollient ; un verre à la source de l'Hôpital, en quatre fois, dans la journée ; un bain quart minéralisé, tiède, de trente minutes, tous les deux jours.

Le 14 juin, l'analyse de l'urine recueillie nous donne : densité, 1,025, réaction légèrement acide ; par la chaleur et l'acide nitrique, léger dépôt blanchâtre, floconneux (albumine). La liqueur cupro-potassique précipite en vert. Pas de dépôt au fond de la fiole. La quantité de l'urine n'a rien d'anormal, mais le malade nous dit que, de temps à autre, sans cause appréciable, les urines deviennent extrêmement abondantes et complètement aqueuses, que d'autres fois elles sont troublées, boueuses et déposent sur les parois du vase une couche rougeâtre.

Nous revoyons le malade le 18. La prescription a été à peu près suivie ; l'état général est légèrement amélioré, la nuit a été calme, les digestions sont toujours lourdes, la constipation persiste : un verre et demi, source Hôpital, en six doses, douche ascendante et bain.

Le 22, surexcitation nerveuse considérable, digestions pénibles, cependant la nuit a été paisible. L'urine a été abondante et troublée. Analyse : densité, 1010, réaction alcaline, aucun précipité, ni par la chaleur, ni par l'acide nitrique, ni par la liqueur cupro-potassique. Dépôt assez abondant formé d'urates amorphes et de phosphates calcaires.

Le 23, à la suite d'un violent orage atmosphérique, le calme est revenu chez notre malade ; une selle naturelle s'est produite dans la matinée, mais une fluxion dentaire est déterminée par la carie d'une grosse molaire droite.

Le 27, consultation avec mon honoré confrère, M. Willemin, qui constate l'atrophie hépatique et recommande le traitement suivi jusqu'à ce jour.

Le 28, état général plus satisfaisant, une selle naturelle, urine encore troublée, les veines des parois abdominales sont moins saillantes (même prescription).

La visite du 2 juillet nous fait constater une nouvelle amélioration : l'anémie est moindre, la peau est moins foncée, plus souple; une selle naturelle, nuit assez bonne. Des gaz nidoreux ont tourmenté le malade ; rien de changé dans les dimensions du foie (le neuvième bain a été pris).

L'état général est encore amélioré le 4 juillet, l'anémie a presque complètement disparu, cependant M. B... se préoccupe plus encore de son état de santé.

Le même traitement est conseillé.

Le 8, l'amélioration persiste, la peau est onctueuse et a repris sa teinte normale, un nouvel affaissement se remarque dans les veines des parois abdominales. Le diamètre vertical du foie a augmenté de près d'un centimètre. Exonération du ventre journalière et naturelle (deux verres, source Hôpital, quinzième bain).

Troubles digestifs et état général médiocre le 10; les flatuosités sont revenues, le ventre est un peu ballonné, tympanisé.

Le 14, bon état, selle régulière. Le bord supérieur du foie se trouve de plus de deux centimètres au-dessus de l'appendice xyphoïde, mais une nouvelle fluxion dentaire vient troubler cette accalmie.

Le 17, nous sommes revenus à un état satisfaisant, deux

selles dans la journée; l'augmentation du volume du foie s'est encore un peu accrue (deux verres Hôpital, vingt-quatrième bain).

Un embarras gastrique léger est constaté le 22, il y a une lassitude générale qui nous engage à faire cesser la cure.

Le foie a augmenté de trois centimètres pendant l'usage des eaux, et le poids du corps a augmenté de sept kilogrammes.

Je conseille à M. B... de revenir en septembre pour recommencer une petite cure de quinze à vingt jours et de s'abstenir, jusque-là, de toute médication.

Je m'attendais bien à ce qui est d'observation assez ordinaire après le traitement thermal, c'est-à-dire, à une réapparition partielle des phénomènes morbides, contre laquelle on ne doit employer que de simples palliatifs, cette crise faisant, le plus souvent, place à un amendement marqué.

Dans les premiers jours de septembre, M. B... m'écrit :

« Après avoir été obligé de diminuer de jour en jour la quantité des aliments, j'en suis arrivé à ne plus pouvoir prendre qu'un peu de bouillon ou de légers potages, que j'ai encore beaucoup de peine à digérer. Ces légers aliments restent huit ou dix heures dans l'estomac avant de passer et produisent une grande quantité d'aigreurs, de gaz et de pyrosis. Les borborygmes se font entendre constamment depuis huit jours, les selles sont liquides, chargées de bile verte et mousseuse, et ce que je n'ai jamais ou très-rarement éprouvé depuis le commencement de ma maladie, ce sont de petites tranchées dans le ventre et quelques douleurs à l'estomac. J'ai maigri et pâli, et les forces diminuent d'une manière assez sensible.

« J'ai eu occasion de revoir, depuis mon retour, mes anciens médecins qui n'ont rien trouvé au foie, lequel a actuellement le volume qu'il doit avoir, en tenant compte de l'amaigrissement général. S'il y avait diminution du volume de cette glande, il y aurait cirrhose et ascite, ce qui n'existe pas ».

Comment M. B... a-t-il suivi nos avis après son départ de Vichy ? A quelle nouvelle médication a-t-il eu recours ? C'est ce que nous ne pouvons connaître, dans l'état de mobilité des idées qui domine le moral de ce malade.

Quoi qu'il en soit, sur notre conseil, il revient à Vichy le 13 septembre, avec la résolution d'y suivre un traitement hydro-thérapique.

Nous le revoyons dans un état relativement satisfaisant :

L'amaigrissement est peu accentué, la teinte générale de la peau est bonne, plus d'anémie, plus de dilatation des veines abdominales, plus d'hémorrhoïdes, aucune trace d'œdème aux malléoles. Cependant les digestions sont encore mauvaises, l'appétit nul, les selles sont redevenues difficiles. Le diamètre vertical du foie mesure neuf centimètres. Les urines analysées le 14, sont claires, à réaction légèrement alcaline, densité 1011 ; la chaleur y détermine un trouble blanchâtre qui se dissipe avec effervescence par l'addition d'acide nitrique ; aucune réaction par la liqueur cupro-potassique. (Prescription : un demi-verre source Hôpital, un demi-verre source Grande-Grille, un bain quart minéralisé.)

Le 16 septembre, même état, avec légère amélioration ; pouls lent encore, mais plus fort, langue bonne, digestion moins difficile.

Le 18, ne trouvant pas que la guérison se produit, notre malade se dépite et quitte Vichy après cinq jours de traite-ment.

En 1877, au commencement de mai, époque où le froid et la pluie sont encore fréquents, M. B... arrive de nouveau à notre station thermale. L'hiver s'est passé dans des conditions de santé meilleures. L'état général est à peu près celui que nous avons rencontré au mois de septembre, mais le foie, qui a de nouveau diminué de volume, ne mesure plus que sept centimètres.

Une cure est commencée : eau en boisson, prescrite par

gorgées d'abord, puis augmentée graduellement; bain alternant avec douche tiède d'eau minéralisée, en jet insisté sur le tronc et principalement sur le flanc droit: elle détermine un mieux appréciable, mais le découragement s'empare de nouveau de notre mobile névropathe, et il cesse le traitement le dixième jour.

Il fait à Vichy une quatrième apparition le 13 juillet de la même année, présentant encore des symptômes dyspeptiques accentués et alors le diamètre du foie est de 8 centimètres.

Après quatre jours de traitement, M. B..., persuadé que l'eau de Vichy ne doit pas le guérir, prend la résolution subite de retourner dans sa famille.

Nous n'avons plus eu, depuis cette époque, de nouvelles directes de ce malade; mais nous avons appris que, toujours se plaignant, il pouvait se livrer à son travail de cabinet, et, qu'à notre grand regret, il renonçait à la cure thermale, guidé par des idées théoriques qui hantent le cerveau d'un hypochondriaque adonné à la lecture des ouvrages de pathologie.

En somme, que résulte-t-il pour nous de cette deuxième observation? C'est qu'un dyspeptique, arrivé à un degré de gravité incontestable, se traduisant par l'émaciation, la gêne considérable de la circulation abdominale, par l'œdème des jambes, par une atrophie énorme du foie, a retiré de la cure thermale une amélioration évidente, caractérisée surtout par l'augmentation du volume du foie, (de 5 à 9 centimètres), par le rétablissement de la circulation abdominale (disparition de l'œdème des jambes et des veines saillantes des parois abdominales, diminution des bourrelets hémorrhoïdaux) par la suppression de l'anémie, et l'atténuation des troubles digestifs.

Ces premiers résultats obtenus nous donnent la conviction que nous eussions pu gagner beaucoup encore par une continuation de traitement et par une plus obéissante exécution de nos prescriptions.

5

Et ce n'est pas sur des vues théoriques ou de simples espé-
rances qu'est basée notre opinion à cet égard, c'est sur les faits
observés chez d'autres malades, et notamment chez deux, qui
étaient, aux mêmes époques, avec une affection presque identique, confiés à nos soins dans notre service de l'hôpital
thermal.

TROISIÈME OBSERVATION

Dyspepsie avec crises gastralgiques très-intenses.

M. A..., employé dans une administration publique, âgé de
45 ans, constitution affaiblie, tempérament nerveux, fait remonter à douze années l'invasion de sa maladie.

Ses parents, sains et robustes, ne lui ont transmis aucune
affection diathésique; ses frères et sœurs jouissent d'une santé
parfaite. Pendant sept années, il a servi dans l'armée, et a
supporté sans le moindre malaise la campagne de Crimée.

En 1861, il ressent les premières atteintes du mal occa-
sionné, dit-il, par des déceptions.

Les symptômes signalés alors consistent en régurgitations
aqueuses et en une douleur aiguë, intermittente, siégeant
principalement à l'épaule droite, à l'épigastre et à la partie inférieure du thorax.

Ces souffrances augmentaient peu à peu sans devenir intolé-
rables. Elles étaient accompagnées de frissons, d'un dégoût des
aliments tel que les laits de poule étaient seuls supportés.

Ce malade vient à Vichy pour la première fois en 1876. Le
4 juillet, nous observons, en outre d'un amaigrissement considérable, en outre de la face tirée et terreuse, en outre d'une
surexcitation nerveuse extrême, une gêne de la circulation
abdominale se traduisant par des veines saillantes, volumineuses,
des parois du ventre. Le foie mesure 6 centimètres.

Le traitement thermal, suivi avec une extrême réserve, amène peu à peu une diminution des accidents dyspeptiques et nerveux, et le foie a augmenté de 2 centimètres 1|2.

Cependant, le retour, bien que moins fréquent, des crises gastralgiques, la réapparition partielle des troubles dyspeptiques nous font revoir ce malade à Vichy en 1877.

Nous constatons alors, avec un teint meilleur, avec un affaissement des veines abdominales, une nouvelle diminution du volume du foie qui ne mesure plus que 6 cent. 75.

L'eau de Vichy, à la dose de deux verres (source de l'Hôpital), des bains tous les deux jours, quelques douches tièdes à la fin de la cure, ont amené un amoindrissement notable des douleurs et des autres symptômes dyspeptiques. Le foie a rapidement augmenté de volume et mesure 8 cent. 50 dans son diamètre vertical à la fin du traitement.

Suivant avec confiance nos conseils, M. A... se soumet en 1877 et 1878 aux petites cures intervallées par l'eau de Vichy transportée.

Le 6 janvier 1878, la mensuration du foie nous donne 8 centimètres; elle est réduite à 7 centimètres le 20 février. Enfin le 7 juin 1878, M. A... revient pour une troisième cure à notre station thermale. Le foie mesure alors 8 cent 50. Sous l'influence d'une baisse barométrique considérable, probablement aussi par suite d'une dose exagérée d'eau de Vichy en boisson, une crise gastralgique se présente dans la nuit du 7 au 8, accompagnée de régurgitations et vomissements aqueux.

Après six jours de traitement, survient de la diarrhée et alors le foie ne mesure plus que 7 cent. 1/2.

Le 16 juin, une nouvelle attaque gastralgique survient dans la nuit. Vers quatre heures du matin, nous sommes témoins de la fin de cette horrible crise.

Le malade, poussant des cris de douleur, est dans une agitation extrême. Ne pouvant supporter la chaleur du lit, il se promène à demi-nu dans la chambre, plié en deux ; se couchant sur le sol, essayant sans soulagement le décubitus sur le dos, sur le ventre, sur les flancs.

Des applications locales de chloroforme et une potion énergiquement calmante, amènent graduellement la cessation de ces atroces souffrances.

Dès le lendemain, l'eau de la source de l'Hôpital est reprise à doses fractionnées ne dépassant pas un verre dans la journée ; elle est progressivement augmentée jusqu'à deux verres et demi.

Un mieux sensible se déclare et va chaque jour augmentant. Le 21, le foie mesure 9 centimètres, sa dimension est de 10 centimètres le 28, et se maintient à ce chiffre jusqu'au 5 juillet, époque où se termine le traitement, qui a consisté en 70 verres d'eau, 14 bains, 15 douches.

Le poids de notre malade, qui était de quarante-huit kilog. au début de cette cure, est resté le même au jour de son départ.

Vers la fin de décembre 1878, M. A... nous écrit : « Depuis le 27 août, je suis redevenu le Pyrénéen d'autrefois, c'est-à-dire que je me porte à rendre jaloux le plus heureux des heureux, pris dans la catégorie des mieux portants. » Nous avons eu la satisfaction de revoir notre malade le 30 mars 1879, complètement modifié, digérant bien et ayant repris un certain embonpoint. Le foie mesurait neuf centimètres, les parois de l'abdomen ne présentaient plus aucune trace de gêne circulatoire.

QUATRIÈME OBSERVATION

Dyspepsie et Gastralgie. — *Etat névropathique.*

M. M..., ecclésiastique, âgé de 38 ans, constitution robuste, tempérament nervoso-bilieux, sans antécédents de famille, se présente à nous le 26 juillet 1878, se disant atteint d'une affection qu'il considère comme irrémédiable et peu connue des médecins. Dans une note qu'il veut bien nous remettre, il s'exprime ainsi relativement à la cause et aux symptômes de son affection :

« Depuis 1872, mon existence est devenue complètement sédentaire. Au mois d'avril 1876, j'éprouvai une émotion extrêmement vive, suivie d'une espèce de frisson qui ne dura pas moins d'une demi-heure, et d'une douleur trés-aiguë un peu au-dessous du sein droit. Depuis cette époque, absence complète d'appétit, selles irrégulières, douleurs abdominales permanentes, chaleur fatigante dans toute la région du foie; après chaque repas, langue chargée, irritabilité extrême, etc.; aucune médication n'a amélioré cet état. »

A l'examen de ce malade, qui n'a pas perdu sa vigueur musculaire, nous constatons un peu d'anémie, caractérisée par la décoloration des muqueuses palpébrales et gengivales ; quelques troubles de la vision (diplopie). La palpation du ventre détermine quelques douleurs, surtout vers l'ombilic, où nous remarquons une tuméfaction légère et profonde paraissant tenir à un engorgement du colon transverse; le foie, dans son diamètre vertical, mesure 6 centimètres. L'analyse de l'urine donne : densité, 1,029, réaction acide, sans dépôt, sans sucre, sans albumine.

Le traitement thermal consiste en eau de boisson (source de l'Hôpital) qui, de un verre par jour, est progressivement portée à trois verres; en bains minéraux et en douches tièdes alternant d'un jour à l'autre.

Les digestions vont peu à peu s'améliorant, l'anémie disparaît, la tuméfaction abdominale n'est plus perçue, la douleur locale est atténuée, l'état nerveux et le moral arrivent à une accalmie relative.

Le 21 du mois d'août, le foie mesurait 9 centimètres, ces dimensions étaient maintenues le 29 du même mois.

Le 10 décembre, nous revoyons ce malade qui, ayant joui, depuis son départ de Vichy, d'un bien-être presque complet, commence à ressentir de nouveau les troubles dyspeptiques décrits plus haut, mais avec une intensité de beaucoup moindre. Le foie ne mesure plus que 7 centimètres.

Nous conseillons une cure supplémentaire par l'eau de Vichy transportée, à la dose de deux verres par jour.

Les malaises continuent et le 22 janvier, la mensuration du foie nous donne 8 centimètres.

Exagérant les doses d'eau minérale et les continuant au-delà du terme prescrit, M. M... a pris au 31 janvier vingt-deux bouteilles d'eau des Célestins. Il nous revient, accusant une sensation de pesanteur douloureuse dans l'hypochondre droit, quelques douleurs dans l'épaule droite et un état dyspeptique des plus marqués. La percussion du foie nous fait constater 11 centimètres dans le diamètre vertical.

Cessation immédiate du médicament, suivie de la diminution graduelle des symptômes. Le trois février, le foie mesure 9 cent. 75, le 18 février, 9 cent., et dès ce moment un état de bien-être fait place aux troubles précédemment observés.

CINQUIÈME OBSERVATION

Dyspepsie gastralgique. — Névropathie générale.

M. H..., médecin de la marine, âgé de trente-deux ans, tempérament bilioso-nerveux, constitution bonne, sans antécédents de famille, a été atteint de rougeole dans son enfance, de variole à l'âge de dix-sept ans, à la même époque de douleurs rhumatismales dans les membres inférieurs. A dix-huit ans, eczéma généralisé durant six mois malgré plusieurs traitements et cédant promptement à l'arsenic. A vingt-cinq ans, éruption furonculeuse pendant quatre mois et apparition d'une dyspepsie accompagnée souvent d'urticaire.

Les symptômes dyspeptiques se sont manifestés de nouveau plus tard à la suite de longues navigations.

A 26 ans, première atteinte de fièvres intermittentes aux Antilles; à 29 ans, rhumatisme polyarticulaire; à 30 ans, fièvres paludéennes aux Antilles.

Notre confrère vient pour la première fois à Vichy le 15 août 1878. Son affection remonte à sept ans, il en indique les symptômes de la manière suivante: Etat général: diminution des forces, amaigrissement, perte d'environ six kilogrammes depuis un an. Peau: Eruption d'acnée frontal depuis deux ans. Fonctions cérébrales: maintenues sauf de légères défaillances et quelques vertiges.

Pouls normal, température régulière, langue souvent blanche, appétit nul avant le repas, se réveillant ordinairement après l'ingestion des premiers aliments.

Digestion stomacale pénible pendant les deux premières heures qui suivent le repas; intolérance absolue, depuis dix-huit mois, pour les boissons fermentées; digestion intestinale régulière.

Fonctions circulatoires: Palpitations quelquefois très intenses et accompagnées d'un peu de cardialgie survenant habituelle-ment pendant les attaques de dyspepsie.

Fonctions respiratoires: Dyspnée très-prononcée pendant les crises dyspeptiques.

Motilité: douleurs ressenties dans les articulations au moindre refroidissement.

Analyse des urines le 16 août 1878: densité, 1,022; réaction acide et sans dépôt. L'acide nitrique et la liqueur cupro-potas-sique n'amènent aucune modification.

Traitements antérieurs: alcalins, amers, noix vomique, bromure de potassium, hydrothérapie, salicylate de soude, quinine, quinium, le quinquina n'est pas toléré.

Nous trouvons à l'examen de ce malade : douleur à la région épigastrique, plus prononcée en bas et vers le côté gauche. Diamètre vertical mamelonné du foie, 6 cent. 50.

Le traitement thermal, qui s'est fait du 15 août au 10 septembre, a consisté en eau de boisson (sources de l'Hôpital et de la Grande-Grille) 75 verres, 19 bains, 4 douches; aucun incident à noter.

Amélioration progressive dans l'état général et dans l'état dyspeptique. Le 9 septembre, le foie mesurait 8 cent. 1|2. Le poids du malade qui, avant la cure, était de 64 kilog. 200, se trouve, après la cure, de 66 kilog. 500.

SIXIÈME OBSERVATION

Dyspepsie avec crises gastralgiques.

M. P..., âgé de 41 ans, ex-capitaine de la garde-mobile, compte 18 ans de service actif; il a fait les campagnes d'Italie et de Crimée.

Antécédents : son grand-père paternel a succombé à une affection goutteuse; du côté de sa mère, la goutte s'est montrée chez plusieurs de ses ascendants.

A l'âge de dix ans, douleurs rhumatismales vagues; à 19 ans, attaque de choléra; après la campagne de 1870, les douleurs rhumatismales reparaissent.

Ce malade a un tempérament nervoso-sanguin, est très-impressionnable et se livre à quelques travaux intellectuels; ses occupations ordinaires le forcent à de nombreux voyages.

Au mois de juillet 1876, violente indigestion après déjeûner. Au mois de septembre de la même année, première crise gastralgique après l'ingestion d'une boisson glacée.

Depuis cette crise : diminution de l'appétit, pesanteur de l'estomac après les repas, éructations nombreuses sans vomissement; selles régulières. Des accès gastralgiques, d'une durée variant entre deux heures et trente heures, sont revenus environ tous les quinze jours et ont eu, dans les derniers temps, pour caractère, une douleur irradiante dans l'hypochondre droit avec teinte légèrement ictérique des conjonctives.

Une première cure à Vichy a été faite en janvier 1876. Les crises gastralgiques ont diminué de fréquence et de durée.

Au mois de septembre 1877, M. P... revient à Vichy pour faire une cure sous notre direction.

La hauteur verticale du foie est de 7 cent 1|2.

En vingt jours le malade a bu 62 verres d'eau, il a pris 10 bains et 8 douches minéralisées.

Amélioration notable; pas de crises gastralgiques, douleur passagère dans les deux gros orteils; constatation de dépôt d'acide urique au fond du vase.

Hauteur du foie, 10 centimètres.

Nous n'avons pu admettre, dans ce cas, le diagnostic porté par le médecin ordinaire de cet officier : coliques hépatiques.

En outre, que la présence de calculs biliaires n'a pas été constatée dans les selles, il n'y a jamais eu ictère franc, avec urines couleur acajou, et, au lieu de l'engorgement caractéristique du lobe et de la vésicule hépatiques, nous n'avons constaté qu'une diminution dans le volume de cette glande.

SEPTIÈME OBSERVATION

Dyspepsie gastralgique.

M. M..., lieutenant de vaisseau, 54 ans, tempérament nervoso-bilieux, a fait un long séjour aux Antilles et à Cayenne. Son grand-père paternel était goutteux, son père a succombé à une affection du cœur; sa mère est atteinte de diabète et de rhumatisme goutteux.

En 1850, dyssenterie et hépatite à Cayenne; en 1851, crise gastralgique violente qui nécessite le traitement thermal de Vichy pendant les années 1852 et 1853. Amélioration qui permet de reprendre un service très-fatigant (campagne de Crimée).

En 1856, engorgement du foie qui nécessite deux nouvelles cures thermales.

Une seule fois, en 1850, une manifestation goutteuse a eu lieu au gros orteil et à la malléole gauches.

Le malade est renvoyé à Vichy en septembre 1877. Des crises gastralgiques rares et peu violentes se sont montrées de temps à autre. Le plus souvent des pesanteurs d'estomac, quelques nausées et le ballonnement du ventre sont accusés par M. M... Nous constatons un peu d'emphysème au sommet du poumon droit. Le foie mesure 6 centimètres dans son diamètre vertical.

Cure thermale du 4 au 30 septembre (66 verres d'eau, source Hôpital, 15 bains, 9 douches.)

Grande amélioration : le foie qui, le 9 septembre, avait augmenté de 2 centimètres, mesure 8 cent. 1|2 à la sortie de l'hôpital.

HUITIÈME OBSERVATION

Dyspepsie avec crises gastralgiques.

Une rentière, Mme L..., âgée de 61 ans, tempérament sanguin, robuste constitution, vient traiter, à Vichy, le 5 août 1877, une affection dyspeptique, caractérisée surtout par des crises gastralgiques qui se renouvellent environ tous les dix jours, et dont l'origine remonte à huit années. Je ne trouve chez elle que la vie trop sédentaire qui puisse être considérée comme cause de cette affection.

En général, les digestions ne sont que lentes; alternatives de constipation et de diarrhée.

L'examen et la palpation ne me font constater qu'une diminution du volume du foie (6 cent. et demi). Aucun incident à noter pendant la durée de la cure, sauf, le 8 août, des coliques avec cinq selles diarrhéiques qui surviennent dans la nuit et ne se renouvellent pas.

Mme L..., quitte Vichy le 23, sans avoir éprouvé la moindre douleur gastralgique; après avoir pris, en moyenne, deux verres par jour à la source Hôpital, et 17 bains.

Le foie présente, au dernier jour du traitement, 10 centimètres 1|2 (diamètre vertical).

J'ai eu occasion de revoir cette malade vers le milieu d'octobre, aucun phénomène dyspeptique ou gastralgique n'avait fait nouvelle apparition.

NEUVIÈME OBSERVATION

Dyspepsie avec crises gastralgiques.

Nous avons à examiner le 19 juillet 1877, une dame veuve, rentière, tempérament nervoso-bilieux, bonne constitution, âge 57 ans, ayant eu six enfants et arrivée à la ménopause depuis neuf années.

Vers l'âge de 30 ans elle a eu des troubles dyspeptiques et a été atteinte de fièvre typhoïde en 1854.

Lorsque les règles ont disparu, et sous l'influence de chagrins, des crises gastralgiques fréquentes se sont montrées et ont fait croire à des coliques hépatiques (sans ictère et sans constation de calculs évacués).

Elle a reçu, en 1871, 1872 et 1873, les soins de mon regretté maître, M. le docteur Durand de Lunel.

Les crises gastralgiques qui avaient diminué de fréquence et

d'intensité ont repris fréquentes et très-douloureuses en 1876.—
Etat général bon, pas d'anémie, pouls normal, appétit, digestions
toujours lentes et flatulentes, selles régulières, sommeil bon;
hauteur du foie 6 cent. 1|2.

Urines analysées le 20 ; légèrement troublées et acides, densité
1012. Le trouble augmente par la chaleur et se dissipe complètement par l'acide nitrique. Rien par la liqueur cupro-potassique.

La cure se composant d'eau de la Grande-Grille, peu à peu
portée à la dose de deux verres et demi par jour et de 16 bains
demi minéralisés, se passe sans incidents, sans crises et avec une
atténuation progressive des troubles de la digestion.

Madame L... quitte Vichy, grandement améliorée, le 5 août.
Le foie mesure 8 cent. 1|2 ; augmentation de 2 centimètres.

DIXIÈME OBSERVATION
Dyspepsie gastralgique.
Service de M. le Docteur Derazey.

M. B..., brigadier des douanes, agé de 52 ans, constitution
affaiblie, tempérament nerveux, sans antécédent héréditaire, a
été atteint en 1849, à Rochefort, de fièvres intermittentes quoti-
diennes qui ont duré quinze mois. Il a contracté en 1866 la
même maladie dans la Camargue. Les accès quotidiens ont
duré trois mois et, chaque année, ils revenaient pendant une
période d'environ huit jours.

Au mois de septembre 1876, surviennent des douleurs
d'estomac, des nausées, des aigreurs, des vomissements, de la
diarrhée, puis une douleur vive à l'hypochondre droit avec
ictère qui dure environ vingt-quatre heures. Ces crises se sont
reproduites, depuis, sept ou huit fois par an.

Aussi le malade nous vient-il le 2 juin avec un certificat
portant comme diagnostic : coliques hépatiques.

Depuis un an, la violence des crises a diminué.

Le malade se plaint de perte d'appétit; la langue est chargée surtout le matin et la bouche est amère, les digestions sont pesantes, elles produisent des éructations et sont accompagnées de douleurs épigastriques qui persistent pendant quelques heures. On constate un amaigrissement notable, une teinte sub-ictérique de la peau, la décoloration des muqueuses palpébrales et gengivales, un bruit de soufle anémique au premier temps et à la base, une constipation opiniâtre et un affaiblissement musculaire considérable. A la moindre fatigue, surviennent des douleurs sourdes dans l'hypochondre droit.

Le foie, dans son diamètre vertical, ne mesure que 5 cent. 1/2; il a diminué aussi dans sa largeur, la matité n'atteint pas la ligne médiane. La rate est normale.

Vingt-huit journées de traitement, pendant lesquelles ont été pris 50 verres source Grande-Grille, 53 verres source Lardy, 7 bains et 13 douches, ont amené une grande amélioration ne provoquant que de légers incidents, tels que diarrhée au début, et stomatite. Ce malade quitte Vichy le 30 juin dans un état très-satisfaisant. Le poids du corps est resté à peu près le même, 66 kilog. 200, 66 kilog.

Le 17 juin, le foie mesurait, dans son diamètre vertical, 7 centimètres, et 11 centimètres le 26 du même mois.

ONZIÈME OBSERVATION

Dyspepsie gastralgique.

Service de M. le Docteur Derazey.

D..., soldat d'infanterie, 23 ans, constitution affaiblie, tempérament nerveux-lymphatique, dit que son père est atteint de rhumatismes et que son frère, âgé de 25 ans, a des crises épileptiformes.

Débilité, dans son enfance, par une affection dont il ne peut déterminer la nature, il a été atteint à 17 ans d'un érysipèle de la face. Deux ans après, il a commencé à ressentir des troubles de la digestion tels que : pesanteurs, aigreurs, vomissements avec douleur à l'épigastre et dans les hypochondres. Des bronchites fréquentes ont fatigué ce malade.

Le premier juin, jour de son entrée à l'Hôpital, on constate de l'amaigrissement et de l'anémie, avec léger bruit de souffle au premier temps. Les digestions sont longues et pénibles, elles s'accompagnent de pesanteurs et de douleurs épigastriques, d'éructations acides, de nausées, et parfois de vomissements. La constipation est ordinaire, l'affaiblissement musculaire est considérable et une expectoration abondante se produit le matin.

Le foie, un peu douloureux à la percussion, a diminué de volume et mesure 7 centimètres.

Le traitement thermal se fait sans incident et amène graduellement la disparition de tous les phénomènes morbides. L'eau de Vichy a été prise à la dose de 61 verres à la source Hôpital, de 29 verres à la source Lardy, et 21 bains ont pu être donnés.

Le 21 juillet, le foie mesure 9 cent 1|2. Le poids du corps est resté le même qu'au jour de l'arrivée, 49 kilog.

DOUZIÈME OBSERVATION
Dyspepsie gastralgique.
Service de M. le Docteur Derazey.

C..., sous-officier d'infanterie, 26 ans, constitution bonne, tempérament sanguin, ne présente aucun antécédent de famille.

Il a subi en 1870 les fatigues de la campagne, et avoue avoir fait depuis quelques excès de boisson.

Il y a deux ans, sont survenues des digestions difficiles, avec pesanteurs et ballonnements du ventre, crampes douloureuses à l'estomac, aigreurs, vomissements alimentaires et glaireux.

L'appétit, bien que diminué, existait encore, mais le malade n'osait ingérer des aliments. Parfois les crises gastralgiques ont été très-violentes, et souvent des douleurs entéralgiques ont été ressenties. La constipation est habituelle; les urines alcalines renferment des phosphates ammoniaco-magnésiens, des phosphates terreux et quelques globules muqueux.

Le 1ᵉʳ juillet, C... entre à l'hôpital de Vichy, dans un état général assez satisfaisant; le foie, mesuré, donne 8 centimètres dans son diamètre vertical.

Quatre-vingts verres à la source de l'Hôpital, vingt-quatre au puits Lardy, dix-huit bains et douze douches, ont amené une amélioration notable qui se traduit par la disparition des troubles signalés. Dès le 16 juillet, le foie mesurait 9 centimètres, la même dimension est constatée le 29.

Les urines alcalines renfermaient encore, le 25, des cristaux d'inosite et quelques phosphates. Le poids du corps a augmenté de 1,200 grammes (57 kilog. 500, 58 kilog. 700).

TREIZIÈME OBSERVATION

Dyspepsie gastralgique.

M. G..., capitaine d'artillerie, âgé de 45 ans, constitution bonne, tempérament sanguin, dit que son père était rhumatisant et que sa mère est morte à 32 ans d'une affection d'estomac.

C'est au travail de bureau et à la vie trop sédentaire qu'il attribue la maladie qui l'amène à Vichy en 1878.

Les accidents dyspeptiques dont il se plaint remontent à deux années. La langue est souvent chargée et la muqueuse buccale est souvent le siège d'ulcérations aphteuses; après les repas et surtout après le repas du soir, des douleurs sourdes se font sentir à l'épigastre, dans le dos et dans l'épaule gauche. Ces sensations vont augmentant d'acuité et prennent fréquemment le caractère de crises gastralgiques.

Les selles sont régulières, les urines, généralement chargées, laissent un dépôt d'urates amorphes.

Des purgations répétées, l'eau de Vichy transportée, ont apporté, pendant ces deux années, quelques soulagements.

La percussion du foie donne un diamètre vertical de 7 centimètres.

La cure thermale (source Hôpital, 67 verres ; source Grande-Grille, 19 verres; 16 bains, 11 douches) s'est faite avec régularité, sauf une légère interruption nécessitée par une fluxion dentaire suivie d'abcès gencival.

Une grande amélioration a été le résultat du traitement et s'est traduite par la diminution et la disparition des troubles et douleurs de l'estomac. M. G..., entré à l'hôpital le 1er mai, présentait encore à la date du 12 une diminution du volume du foie, diamètre vertical, 7 cent. Le 18 mai, le foie mesuré 9 centimètres, et le 29 mai, 10 cent. Le poids total du corps a diminué d'un kilogramme (78 kilog., 77 kilog.)

QUATORZIÈME OBSERVATION

Dyspepsie gastralgique et vertiges.

Service de M. le Docteur Derazey.

M. D..., ex-sous-officier d'infanterie, âgé de 39 ans, constitution affaiblie, tempérament nerveux, sans antécédents héréditaires, a reçu en 1870 une blessure qui a nécessité la résection de l'articulation du coude pied gauche. Depuis 1872 surtout, il ressent au point de sa blessure des douleurs vives qui amènent une perte de l'appétit et du sommeil. Ces douleurs sont signalées par lui comme cause des accidents dyspeptiques qu'il vient traiter à l'hôpital de Vichy où il entre le 1er mai 1878. M. D... rapporte qu'en 1874, des crises gastralgiques sont devenues fréquentes; deux fois elles ont été accompagnées de douleurs dorsales s'irradiant dans les bras, de soubresauts, de crampes, de déjections abondantes, de perte de connaissance et d'une faiblesse générale considérable.

Ordinairement l'appétit est presque nul, la langue chargée et aphteuse, les digestions très-pénibles, avec pesanteur et ballonnement épigastriques, avec douleurs dans cette région, avec éructations acides et brûlantes, avec vomissements survenant trois ou quatre heures après les repas; la constipation est opiniâtre.

Le premier examen de ce malade fait constater un amaigrissement notable, une décoloration anémique de la peau, un souffle anémique au premier temps, une impressionabilité et irritabilité très-grandes. Le foie, diminué de volume, mesure 8 cent., la rate est normale. Purgatifs, extrait de belladone, charbon de Belloc, pilules de Dehaut, élixir de longue-vie, revalescière, eau de chaux, calomel, régime lacté, tels sont les moyens thérapeutiques jusqu'ici employés sans succès.

La cure thermale a duré un mois (31 verres source Hôpital, 33 verres Grande-Grille, 47 verres puits Lardy et 36 bains).

Le 7 mai, on constate un peu d'excitation, des picotements dans la région du foie, les douleurs ont disparu, mais les vomissements reviennent encore quatre heures après les repas; le 17 mai, l'appétit est bon, les digestions faciles, les nuits excellentes. Les vomissements ne se reproduisent pas.

Une très-grande amélioration est manifeste lorsque le malade quitte Vichy. Le foie mesure alors 12 centimètres.

QUINZIÈME OBSERVATION

Dyspepsie flatulente avec crises gastralgiques.

Il y a vingt années que madame M..., rentière à Paris, souffre de digestions difficiles. Cette dame, âgée de 50 ans, douée d'une robuste constitution, d'un tempérament nervoso-sanguin, est mère de quatre enfants. Elle n'a jamais eu d'affection utérine et la ménopause est arrivée depuis un an. Dans son enfance, elle a été atteinte de chorée.

La dyspepsie, en outre de pesanteurs et de flatulences, a eu, pendant huit ans, comme symptômes dominants, des vomissements presque journaliers et de fréquentes migraines.

Elle se confie à mes soins le 7 juillet 1877, se plaignant de la lenteur de ses digestions, de gaz intestinaux et de crises douloureuses qui apparaissent quatre ou cinq heures après les repas, avec constipation habituelle.

L'état général est bon, embonpoint persistant, légère anémie, ayant pour signe la teinte pâle des conjonctives et des gencives ; pouls bon, régulier; langue sans rougeur ni saburres, inappétence; une toux sèche, dont se plaint la malade, me paraît tenir à une élongation de la luette, l'auscultation de la poitrine ne donnant aucun bruit anormal. La palpation de l'abdomen détermine une sensibilité un peu douloureuse à l'épigastre et dans les fosses iliaques.

Diamètre vertical du foie : 7 centimètres.

L'urine est souvent troublée, boueuse, parfois très-abondante, et limpide comme de l'eau. Son analyse, faite le 8 juillet, donne coloration normale, léger dépôt flottant en grumeaux, réaction acide, densité 1,020.

Examen microscopique du dépôt: urates et phosphates de chaux.

Prescription: deux verres, source Hôpital, gargarismes au puits Chomel et gargarisme aluné, bain demi-minéralisé de trente minutes.

Le 14, les digestions se font un peu plus facilement, l'eau minérale est lourde à l'estomac et la douleur épigastrique existe à la pression (même prescription, douche minérale tiède de trois minutes, alternant avec le bain).

Le 20, l'appétit est revenu, troubles dyspeptiques à peine

marqués. Cette amélioration va croissant jusqu'au 26; à cette
date, grand est mon étonnement de trouver le diamètre vertical
du foie à 5 cent. 8 mill. Une lassitude générale, constatée le
28, détermine la cessation momentanée de la cure, 11 bains et
7 douches ont déjà été administrés.

Le traitement est repris le 6 août, et nous n'avons à signaler
que les mêmes difficultés de digestion, avec une douleur revenant
de temps en temps dans l'hypochondre droit. Jusqu'au 14, le
mieux se dessine davantage; le foie est à 8 centimètres 1|2,
cette hauteur est de nouveau constatée le 24 août, date à
laquelle madame M... quitte Vichy avec une notable amélioration.

Le 7 novembre, un nouvel examen de cette malade me permet
de noter: état général très-bon, digestions faciles, selles régulières, douleurs passagères et très-faibles dans le dos et dans la
région hépatique. Hauteur du foie, 10 centimètres. Luette
remontée et disparition de la toux.

Je conseille pour la fin de novembre une cure supplémentaire de 15 bouteilles (source Hauterive) à la dose de deux
verres par jour.

SEIZIÈME OBSERVATION
Dyspepsie entéralgique.
Service de M. le Docteur Derazey.

C..., gendarme en retraite, 50 ans, constitution bonne,
tempérament sanguin, sans antécédent héréditaire n'a eu d'autres
maladies que des douleurs rhumatismales généralisées.

Depuis 16 ans, il souffre d'accidents dyspeptiques caractérisés
au début par des douleurs d'estomac, de la flatulence, quelques vomissements et de la constipation. Cette maladie, six
fois déjà, l'a amené à Vichy et avait été grandement améliorée

par les cures de 1863, 1864, 1865. En 1868, à la suite d'une nouvelle cure, il a été atteint d'anasarque et évacué sur l'hôpital de Moulins en 1870. L'usage des eaux est suivi de grande amélioration, et, l'année dernière, la même affection a été amendée par le traitement thermal.

Le 2 juin 1878, G..., entre à l'hôpital thermal, la langue est blanchâtre surtout le matin, l'appétit assez bon, les digestions s'accompagnent encore de pesanteurs et de ballonnement, la constipation est toujours opiniâtre; les urines sont normales. Le phénomène le plus marqué consiste en douleurs assez vives du côté de l'intestin, apparaissant journellement 3 ou 4 heures après le repas.

Le volume du foie est diminué, hauteur 7 centimètres 1|2; la rate est normale.

Pendant 29 jours de traitement G..., prend 80 verres à la source de l'Hôpital, 24 verres à la source Lardy, 4 bains et 25 douches.

Une expectoration muqueuse avec toux existe principalement le matin.

Une grande amélioration est le résultat de cette cure pendant laquelle aucun incident n'est noté.

Le 28 juin, le foie mesure 10 centimètres, le poids du corps a augmenté de 500 grammes, 74 kilog. 500, 75 kilog.

DIX-SEPTIÈME OBSERVATION
Dyspepsie entéralgique avec diarrhée.
Service de M. le Docteur Derazey.

M. M..., maréchal-des-logis de gendarmerie, 39 ans, constitution bonne, tempérament nerveux-lymphatique, a fait un séjour de 14 ans en Algérie, et avoue avoir légèrement abusé de l'alcool.

Depuis huit ans, les digestions sont devenues difficiles ; des nausées fréquentes et quelques vomissements se sont produits, et la diarrhée n'a pas cessé.

Aussi, le 2 juin, lorsqu'il entre à l'hôpital, il présente à l'observation les symptômes suivants : amaigrissement considérable, teinte terreuse et légèrement ictérique de la peau, moral très-excitable et irritable, digestion très-laborieuse, nausées, ballonnement du ventre, faiblesse musculaire considérable et tremblement très-prononcé des mains.

Le foie mesure 5 centimètres.

Aucun incident n'est noté pendant la cure qui comprend 91 verres source Hôpital, 8 verres source Lardy, 15 bains, 13 douches.

Peu à peu les symptômes dyspeptiques et alcooliques se sont amendés, et le malade sort de l'hôpital avec une grande amélioration. Le volume du foie, constaté le 26 juin, donne 10 cent. pour le diamètre vertical.

Le poids du corps a perdu un kilog. (69 kilog. 500, 68 kilog. 500).

DIX-HUITIÈME OBSERVATION

Dyspepsie avec entéralgie.

Service de M. le Docteur Derazey.

N..., gendarme, 45 ans, constitution forte, tempérament sanguin, sans antécédent héréditaire, sans maladie antérieure, souffre depuis quatre ans de troubles dyspeptiques qu'il attribue à des chagrins.

En 1874, ce militaire a ressenti des douleurs épigastriques avec ballonnement du ventre, douleurs vives dans cette région et perte de l'appétit. Les digestions étaient très-longues, accompagnées d'aigreurs, de pesanteurs, de constipation opiniâtre, et de fréquents étourdissements, suivis de douleurs gravatives dans la tête.

Deux cures à Vichy, en 1876 et 1877, ont déjà amené une atténuation de ces malaises. N... entre pour la troisième fois à l'hôpital de Vichy le 1er juillet 1878. L'état général est bon, l'excitation et l'impressionnabilité sont encore considérables ; la bouche est pâteuse le matin et la langue chargée, néanmoins l'appétit est conservé. Après les repas, il y a encore sentiment de pesanteur et ballonnement, et quelques douleurs entéralgiques se font ressentir. La constipation est devenue rare.

Le foie mesure 7 centimètres dans son diamètre vertical.

Après un traitement de trente jours (37 verres source Hôpital, 57 verres Grande-Grille, 19 bains, 10 douches) pendant lequel une diarrhée légère est le seul incident signalé ; toute trace de dyspepsie disparaît et le résultat : *Guérison*, est inscrit.

Le 28 juillet, le diamètre vertical du foie est de 11 cent. Le poids du corps a augmenté d'un demi-kilog. (75 kilog. 500, 76 kilog.).

DIX-NEUVIÈME OBSERVATION

Dyspepsie vertigineuse.

M. D..., capitaine d'infanterie, 43 ans, constitution bonne, tempérament nerveux, entre à l'hôpital de Vichy le 1er septembre 1878.

Cet officier ne nous signale aucun antécédent de famille ; il a été atteint de dyssenterie en 1859 et rapporte aux fatigues de la vie militaire et à des chagrins la cause de son affection dont l'invasion remonte à trois ans.

L'appétit est nul, la langue un peu blanche, la digestion stomacale, lente, s'accompagne d'éructations et de renvois ; quelques heures après, le ventre se ballonne, et de fréquents vertiges inquiètent le malade dans le courant de la journée.

Ajoutons à ces syptômes, de la constipation et le développement de bourrelets hémorrhoïdaux, un pouls lent (58 pulsations), une tristesse profonde et quelques crises gastralgiques s'irradiant dans les épaules et dans le dos.

La mensuration du foie donne 6 centimètres.

Du 1er au 29 septembre, M. D... suit son traitement comprenant 55 verres source Hôpital, 17 Grande-Grille, 16 bains, 10 douches.

Un peu de diarrhée et quelques douleurs lombaires se présentent pendant la cure qui amène une notable amélioration, en même temps qu'une augmentation du volume du foie.

Mensuration du 21 septembre, 8 cent. 1|2, du 28 septembre, 9 cent 1|2. Poids, 62 kilog. au début, 61 kilog. à la fin du traitement.

VINGTIÈME OBSERVATION

Dyspepsie vertigineuse.

M. F..., officier supérieur de cavalerie en retraite, 55 ans, constitution bonne, tempérament sanguin, a habité la Cochinchine pendant deux années (1871-1873).

Depuis trois ans, des accidents dyspeptiques et surtout des vertiges l'ont forcé à venir à Vichy (1876-1877).

Le bénéfice des deux cures thermales a été grand mais incomplet, les vertiges reviennent de temps à autre.

M. F... vient réclamer nos conseils le 22 août 1878, et nous constatons alors le diamètre vertical du foie mesurant 7 centimètres. Pendant 30 jours, M. F... boit, à doses progressivement augmentantes, mais ne dépassant pas trois verres, l'eau des sources Hôpital et Grande-Grille, 15 bains et 13 douches complètent le traitement, lequel n'est troublé que par une légère bronchite.

Nos mensurations du foie sont inscrites comme il suit à la feuille d'observation :

5 septembre, 7 cent. 1|2 ; 17 septembre, 8 cent 1|2 ; 21 septembre, 9 cent. 25.

Notre malade quitte Vichy avec une grande amélioration et une augmentation de poids égale à 5 kilog. (74 kilog. 500 — 79 kilog. 500).

VINGT-UNIÈME OBSERVATION

Dyspepsie flatulente. — Vertiges.

M. G..., fonctionnaire du ministère des finances en Algérie, âgé de 55 ans, constitution bonne, tempérament nervoso-bilieux, réside depuis trente ans dans la colonie où il a contracté les fièvres intermittentes.

Il fait remonter au début de son séjour en Algérie, l'affection dyspeptique qui a nécessité la cure de Vichy en 1873 et 1874 et qui le ramène à notre station thermale le 16 août 1878.

L'appétit est à peu près conservé, la langue est souvent chargée, les digestions sont lentes, accompagnées de productions gazeuses qui déterminent du ballonnement, de l'oppression et parfois quelques vertiges : la constipation est opiniâtre. Au début du traitement, nous trouvons au foie un diamètre vertical de 6 centim. 50, et dans les derniers jours de la cure, le 3 septembre, ce diamètre mesure 9 centimètres.

L'eau minérale (source Hôpital) n'a été supportée qu'à faibles doses, ne dépassant pas généralement 1 verre 1|2 ; 19 bains, 3 douches ont été pris.

Les accidents dyspeptiques se sont de beaucoup amendés et M. G... quitte Vichy avec un poids égal à celui constaté le jour de son arrivée (71 kilog.).

VINGT-DEUXIÈME OBSERVATION

Dyspepsie vertigineuse.

C'est un homme jeune encore (36 ans) qui vient, le 10 août 1876, réclamer nos soins.

M. T..., employé au service actif des chemins de fer, tempérament nervoso-sanguin, bonne constitution, non marié, fumant chaque jour un trop grand nombre de cigarettes, nous dit que sa mère est rhumatisante, son père est en parfaite santé ; des oncles paternels sont atteints de goutte ; il a eu dans son jeune âge un eczéma aux oreilles et, à l'âge de 27 ans, un impétigo du cuir chevelu ; une blennorrhée ancienne a déterminé pendant deux jours, l'an dernier, un spasme douloureux de la vessie.

Depuis 1870, il a eu ses digestions troublées, pénibles, avec quelques vomissements ; mais le principal symptôme qu'il accuse, consiste en vertiges fréquents renouvelés chaque jour, assez violents pour amener la chute si un appui ne se trouve pas à portée.

Nous constatons un peu d'amaigrissement ; une teinte générale sub-ictérique plus accentuée aux sclérotiques, un pouls rapide, nerveux, la langue saburrale : pas de sensibilité épigastrique ni abdominale par la palpation.

Volume du foie (diamètre vertical), 7 centimètres.

Diminution de volume alors que nous croyions rencontrer une augmentation.

Urines ambrées, acides, densité 1,024, avec dépôt blanchâtre composé de globules muqueux. Pas de modification par les réactifs.

L'eau de boisson à la source de l'Hôpital, à la dose moyenne de trois verres par jour, et vingt bains demi-minéralisés ont été pris, jusqu'au 11 septembre, sans incidents, et avec un succès qui se traduit par l'absence de tout vertige, le rétablissement des digestions, la diminution graduelle des globules muqueux dans l'urine et par une augmentation de quatre centimètres dans le volume du foie qui, mesuré le 11 septembre, donne (diamètre vertical) 11 centimètres.

Nous avons revu M. T... au commencement de 1877, en parfait état de santé.

VINGT-TROISIÈME OBSERVATION

Dyspepsie vertigineuse.

M. X..., officier de l'armée anglaise, âgé de 40 ans, tempérament nerveux, constitution bonne, marié, issu de parents sains, a eu une enfance robuste et exempte de tout malaise.

Il y a seize ans, affection spécifique à laquelle on a rattaché les troubles actuels de la digestion et de l'innervation.

En 1863, il a contracté dans l'Inde une affection du foie qui a récidivé à Maurice en 1865, avec complication de fièvre intermittente.

A raison des accidents tertiaires présumés, il a été soumis à un traitement spécifique et a pris des doses fréquentes et assez fortes d'iodure de potassium.

Nous ne trouvons aucune trace d'affection spécifique et nous constatons l'état suivant :

Amaigrissement, teinte de la peau pâle et anémique, pouls bon, langue blanchâtre, cependant l'appétit persiste. Les digestions, lentes, lourdes, flatulentes, s'accompagnent de douleurs assez vives dans le flanc droit ; les selles sont régulières. Le symptôme le plus accentué consiste en vertiges fréquents revenant quelques heures après le repas, avec douleur siégeant à la partie supérieure et postérieure du col. La vision est parfois troublée, diplopie et mouches noires.

Diamètre vertical du foie : 6 centimètres.

Urines claires, ambrées, acides ; densité 1015, sans réaction, ni dépôt.

Le malade se plaint en outre de transpirations faciles et abondantes.

Commencée le 7 septembre 1876, la cure thermale a été suivie sans incidents jusqu'au 25. Elle s'est composée de trois verres, en moyenne, par jour, d'eau de boisson (source Hôpital) et de 18 bains minéralisés.

Les troubles ont peu à peu disparu, et M. X... quitte Vichy avec grande amélioration.

Le 16 septembre, volume du foie, 6 centimètres et demi ; le 25 septembre, 10 centimètres.

VINGT-QUATRIÈME OBSERVATION

Dyspepsie vertigineuse.

M. T..., capitaine d'infanterie, 36 ans, tempérament nerveux, bonne constitution, célibataire, ne se livre à aucun excès.

Son père est mort jeune, d'une maladie inconnue, sa mère souffre nerveusement de l'estomac.

Maladies antérieures ; fièvres intermittentes en Algérie (1857) revenant, jusqu'en 1866, par accès rares et irréguliers.

De 1866 à 1869, en Cochinchine, accès violents et fréquents de fièvre intermittente et diarrhée chronique qui a persisté jusqu'en 1874.

La diarrhée alterne actuellement avec la constipation : éructations et somnolence après les repas ; vertiges assez fréquents.

Traitement thermal en juillet 1877 (81 verres source Hôpital, 18 bains, 11 douches) ; grande amélioration.

Le foie, dont le diamètre vertical mesurait 6 centimètres au début de la cure, a augmenté de 2 centimètres.

L'amélioration a persisté et vers la fin de novembre, M. T...,
nous rendant compte de son état, nous signale une douleur
assez vive, survenue à la région malléolaire droite, douleur qui
a duré près d'un mois.

VINGT-CINQUIÈME OBSERVATION.

Dyspepsie vertigineuse.

M. D..., médecin-major, 35 ans, tempérament nerveux,
bonne constitution, nous déclare que sa mère est rhumatisante ;
il ne s'est jamais livré à aucun excès.

Comme maladies antérieures, il a eu la fièvre typhoïde dans
sa jeunesse et quelques accès de fièvre en Algérie. L'affection
dyspeptique, pour laquelle il vient, au mois de juillet 1877,
faire une cure à Vichy, a débuté il y a trois ans.

L'appétit était resté bon ; mais trois ou quatre heures après les
repas survenaient du pyrosis, des éructations acides, des vomissements, de la somnolence et des vertiges. Ce dernier symptôme,
d'une violence assez grande pour déterminer la chute si le
malade ne se couchait immédiatement, a été accompagné de
céphalalgie violente, même avant les repas. Signalons aussi
des bourdonnements dans l'oreille droite, des battements dans
l'aorte abdominale et une salivation abondante.

Le 1er juillet, pouls à 64, hauteur du foie, 7 centimètres 1|2,
la rate légèrement engorgée.

Traitement : 36 verres source Hôpital, 22 verres source
Grande-Grille, 17 bains et 12 douches.

Amélioration notable ; hauteur du foie, 10 centimètres à la
sortie de l'hôpital.

VINGT-SIXIÈME OBSERVATION

Dyspepsie flatulente et vertigineuse.

M. B..., garde d'artillerie, 54 ans, tempérament sanguin, bonne constitution, a fait la campagne d'Italie et ne présente aucun antécédent de famille, il n'a fait aucun excès autre que celui du travail de bureau.

Il n'a pas eu d'autres maladies qu'une pneumonie en 1854; c'est à partir de 1855 qu'a commencé la dyspepsie avec symptômes peu accentués d'abord. Puis de la pesanteur et de la chaleur à la région épigastrique, quelques éructations, du ballonnement du ventre, de la constipation opiniâtre, quelques vomissements survenant le soir, une salivation abondante, de la somnolence et quelques vertiges se sont montrés, avec des amendements successifs, à la suite de cures thermales à Vichy en 1858, 1860 et 1861.

La maladie devient sérieuse en 1874 et tous les symptômes notés sont très-prononcés, lorsqu'au mois de septembre 1877, le malade entre à l'hôpital de Vichy.

A cette date, la mensuration du foie donne, diamètre vertical, 7 cent 1|2; neuf jours après, les troubles dyspeptiques ont de beaucoup diminué, le foie mesure alors 8 cent. 1|2.

A la fin de la cure, qui a consisté en 88 verres source Hôpital, 14 bains, 13 douches et 3 douches ascendantes, l'amélioration est très-notable, la hauteur verticale du foie est de 10 centimètres.

VINGT-SEPTIÈME OBSERVATION

Dyspepsie flatulente et vertigineuse.

M. L..., capitaine d'infanterie, 44 ans, tempérament nervoso-bilieux, constitution bonne, rapporte que son père a succombé à une dyssenterie et que sa mère souffrait beaucoup de l'estomac.

Cinq années passées en Algérie, à différentes époques, les campagnes de Crimée, d'Italie et de France, n'avaient provoqué aucune maladie.

Aucun excès à signaler.

Il s'est produit, depuis 1869, quelques difficultés de digestion, des migraines, de la diarrhée, mais, depuis 1872, les symptômes dyspeptiques se sont aggravés: perte de l'appétit, éructations acides après les repas, ballonnement du ventre, congestion de la face, somnolence et vertiges.

Au 1er juillet 1877, nous notons pouls à 60, hauteur verticale du foie, 7 centimètres.

Cure régulière, au cours de laquelle nous trouvons, au 20 juillet, hauteur du foie, 8 cent. 1|2.

Traitement: 42 verres source Hôpital, 34 verres Grande-Grille, 18 bains, 10 douches.

Amélioration progressive.

Au départ du malade, le foie mesure 9 centimètres.

VINGT-HUITIÈME OBSERVATION

Dyspepsie flatulente et vertigineuse.

Madame G..., femme intelligente, est à la tête d'une importante maison de commerce à Paris; elle dirige ses affaires avec une ardeur et un zèle qui lui font enfreindre quelques règles hygiéniques et surtout la privent d'exercice en plein air. Agée de 43 ans, d'une constitution robuste, d'un tempérament nervoso-lymphatique, elle a eu dans son enfance des troubles dyspeptiques et des vomissements fréquents; dans l'âge adulte, les digestions étaient lentes.

Mère de six enfants, elle n'a jamais souffert de l'utérus. C'est à une affection du foie que l'on a attribué la maladie dont se

plaint cette dame, et la teinte-sub-ictérique des conjonctives
semble donner raison à ce diagnostic.

Depuis dix années surtout, les symptômes sont plus accentués. Il y a encore quelqu'appétit, mais les digestions sont lentes
avec sensation de pesanteur épigastrique; des vomissements
surviennent de temps à autre; les flatuosités sont fréquentes;
tous ces phénomènes sont plus marqués le soir, immédiatement
après le coucher; des vertiges se font sentir à ce moment; la
constipation est habituelle et des bourrelets hémorrhoïdaux sont
saillants. Pouls régulier, cœur normal. Le système nerveux,
d'une sensibilité exagérée, prend part à ces manifestations
dyspeptiques; de fréquentes migraines, tenaces du côté droit,
légères du côté gauche, tourmentent la malade qui, de temps en
temps, éprouve, principalement le soir, dans les genoux, des
douleurs vives que calme la fraîcheur. Le creux épigastrique est
assez sensible à la pression; le foie a une hauteur verticale
de 7 centimètres. Les urines, ordinairement normales, sont
quelquefois très-abondantes, limpides, complètement aqueuses.
Analysées le 31 août, elles sont claires, ambrées, légèrement
acides, densité 1,015, sans autre caractère.

Notre malade a fait une première cure à Vichy en 1875 et en
a obtenu quelque soulagement; elle me signale cette particularité que l'eau de la Grande-Grille passe facilement le matin,
mais lui amène dans l'après-midi des renvois sulfhydriques,
tandis que la source de l'Hôpital est très-bien digérée le soir.

En 1877, le traitement thermal commence le 30 août sous
notre direction.

Prescription : un verre, source Hôpital, le 30 ; un verre et
demi, même source, le 31 ; bain minéralisé au tiers, tous les
jours.

Le 1er septembre, je trouve la malade excitée, son sommeil a
été agité, des douleurs assez vives se sont fait sentir dans la
région hépatique, la constipation est complète. En recherchant

la cause de cette augmentation de malaise, je la rencontre dans l'ingestion d'une glace au citron qui a été prise à la fin du repas.

Prescription : un verre Grande-Grille, un verre Hôpital, bain, douche ascendante.

Le 7, le flux cataménial apparaît avec une avance de sept jours, nous forçant à suspendre les bains et à diminuer de beaucoup l'eau de boisson. La constipation persiste, mais les digestions se font mieux et le sommeil est parfait.

Le 11 septembre, état satisfaisant, augmentation du volume du foie (1 centimètre 1|2), la douleur de l'hypochondre droit diminue chaque jour ; (3 verres, bain).

L'amélioration se dessine de plus en plus jusqu'au 15 septembre, date à laquelle Mme G... quitte Vichy. Le foie, percuté ce jour, donne, hauteur verticale, 10 centimètres (quatorzième bain).

J'ai pu revoir Mme G... pendant l'hiver 1876-77, et malgré les fatigues et les angoisses que cette excellente mère a éprouvées au chevet d'un de ses enfants mourant, les troubles dyspeptiques n'ont pas eu la même intensité que les années précédentes, et le volume du foie est resté à peu près le même (2 centimètres). Une troisième cure thermale me paraît indispensable.

C'est le 20 août 1877 que notre malade revient à Vichy et, dès le jour de son arrivée, l'apparition menstruelle entrave la cure, ne permettant qu'un verre d'eau de boisson sans bains ni douches.

Le 24, nous pouvons, en constatant un état amélioré de toutes parts (foie 9 centimètres), augmenter la quantité d'eau qui est portée à un verre et demi et à deux verres le 25 ; bain de vingt-cinq minutes tous les jours.

Le 27, malaise de beaucoup augmenté, état demi-algide, langue froide, douleurs abdominales, constipation persistante.

La cause, que l'on n'ose avouer, de ces troubles est sans doute encore due à l'ingestion d'une glace. Prescription : potion avec eau de mélisse, 60 grammes; sirop d'éther, 15 grammes; sirop de codéine, 20 grammes, à prendre par cuillerées et deux verres Grande-Grille, bain.

Le 29, reste un peu de fatigue; les douleurs abdominales et l'état algide ont disparu (2 verres Hôpital, douche tiède de trois minutes).

Tous les symptômes s'amendent jusqu'au départ de notre malade (5 septembre), mais cette cure, agitée et trop courte (4 bains et six douches) devra encore être insuffisante (foie, 10 centimètres 1|2.)

Au milieu de novembre, je constate que l'amélioration s'est maintenue, que la constipation n'a pas complètement cédé et exige encore quelques prises d'eau minérale laxative.

Il est vrai de dire que les conditions hygiéniques n'ont guère été modifiées.

VINGT-NEUVIÈME OBSERVATION.

Dyspepsie flatulente avec vertiges.

M. H..., officier supérieur de zouaves, âgé de 50 ans, constitution bonne, tempérament sanguin, a été atteint en Algérie de dyssenterie et de fièvres intermittentes. A la suite de cette dernière maladie, depuis six ans, il ressent des troubles dyspeptiques tels que : diminution d'appétit, pesanteur épigastrique après les repas, flatulence, ballonnement considérable du ventre, constipation et quelques vertiges.

Le 20 juillet 1878, une première cure thermale est commencée, et nous constatons alors une diminution du volume du foie, lequel ne mesure que 6 centimètres dans son diamètre vertical. Le traitement a consisté en 82 verres (source Hôpital), 23 bains et 5 douches. Il a été régulièrement suivi sans incident.

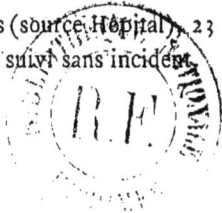

La mensuration du foie pratiquée le 14 et le 17 du mois d'août, donne 9 centimètres 1|2, et une grande amélioration est le résultat de cette cure pendant laquelle le poids du corps a augmenté de 800 grammes.

TRENTIÈME OBSERVATION.

Dyspepsie flatulente, vertiges et névralgie faciale.

(Service de M. le docteur Mourlon.)

M. M..., capitaine d'infanterie, 42 ans, constitution bonne, tempérament nerveux, sans antécédent de famille, a joui d'une bonne santé jusqu'en 1870.

A cette époque et pendant sa captivité, il a été atteint de diarrhée et de transpirations excessives. En 1872, survient une entérite aiguë qui dure deux mois et laisse à sa suite une débilité générale qui a persisté.

Des embarras gastriques fréquents, des douleurs névralgiques à la face, une douleur constante au cou-de-pied, des vertiges, une constipation habituelle sont les accidents qui déjà ont nécessité le traitement de Vichy en 1874 et 1875.

Ces cures ont été suivies d'amélioration qui s'est maintenue pendant cinq ou six mois.

Depuis 3 ans, M. M... ressent en outre des douleurs épigastriques, des flatulences avec gonflement excessif du ventre déterminant une forte oppression.

Le 1er août, la mensuration du foie donne 7 centimètres de diamètre vertical.

L'analyse de l'urine à cette date, fait constater une densité de 1,014 et une réaction légèrement acide. Pendant les trente jours de son traitement (source Hôpital 37 verres, source Grande-Grille, 33 verres, 18 bains, 10 douches), nous ne trouvons signalées à l'observation que des douleurs sourdes dans les reins, vers le 7 et une légère excitation vers le 15.

Une amélioration très-sensible résulte de la cure. Le foie a augmenté de 2 centimètres, dès le 11 il mesure 9 centimètres.

Le poids du corps a augmenté de 500 grammes, 59 kilog. 59 kilog. 500 grammes.

TRENTE-ET-UNIÈME OBSERVATION.

Dyspepsie flatulente, vertiges.

M. G..., officier supérieur d'artillerie de marine, 52 ans, constitution bonne, tempérament sanguin, a été atteint de fièvre jaune en 1856 et a souffert de 1865 à 1867 d'hépatite contractée dans les colonies.

Depuis 11 ans, c'est-à-dire consécutivement à son hépatite, cet officier éprouve des troubles dyspeptiques parmi lesquels il nous signale plus spécialement une perte partielle de l'appétit, une langue ordinairement chargée, des pesanteurs, des renvois, des flatulences après les repas, des gaz roulants, parfois des vertiges et une constipation opiniâtre. Nous examinons M. G... le 14 du mois d'août et nous constatons la diminution du volume du foie dont le diamètre vertical mesure 6 centimètres. L'analyse des urines, faite le 15 août, ne nous fournit aucun renseignement important.

Dès le 18 août, les digestions sont plus faciles mais la constipation persiste ainsi que les troubles nerveux.

Le 2 septembre l'amélioration est plus accentuée, les selles sont devenues régulières.

Nos mensurations du foie donnent : le 25 août 7 centimètres 1|2, le 6 septembre 9, le 10 septembre 9 centimètres 1|2. M. G... quitte Vichy le 12 septembre avec une grande amélioration après un traitement qui s'est composé de source Hôpital 80 verres, 20 bains, 6 douches.

Le poids du corps a augmenté de 3 kilog., 69 kilog. 72 kilog.

TRENTE-DEUXIÈME OBSERVATION.

Dyspepsie flatulente.

M. A..., sous-lieutenant en retraite, employé dans une administration civile, 44 ans, amputé de la jambe à Sébastopol, constitution bonne, tempérament nervoso-sanguin, ne nous indique comme cause de sa maladie aucun antécédent ni de famille, ni d'affection antérieure. Il fait remonter à 23 ans l'invasion de son affection dyspeptique qui a pour caractère une congestion vers la tête après les repas, des flatulences au moment de la digestion stomacale, des gaz roulant dans l'abdomen, une constipation opiniâtre avec scyballes sanguinolentes, bourrelets hémorrhoïdaux; une langue ordinairement blanchâtre, des urines souvent chargées, parfois abondantes et limpides, l'état nerveux particulier aux dyspeptiques.

Ce malade vient à Vichy pour la première fois en 1878 et se présente à nous le 17 juillet.

La percussion du foie nous fait constater une diminution de volume, 7 centimètres 1|2 de diamètre vertical; analyse de l'urine sans résultat intéressant.

La source de l'Hôpital est prescrite à doses progressives d'un verre à trois verres du 17 au 27 juillet.

Les digestions sont devenues plus faciles, des selles naturelles ont remplacé la constipation. Mais il survient un peu de céphalalgie et une excitation générale qui trouble le repos de la nuit. Ces incidents forcent à diminuer les doses du médicament spécial.

Le 28, notre malade un peu découragé et rappelé par un ordre urgent de son administration, quitte Vichy avec promesse de venir compléter sa cure. Nous le revoyons le 21 du mois d'août avec une atténuation notable des troubles dyspeptiques ; les bourrelets hémorrhoïdaux ont disparu, le foie mesure 9 centimètres.

Jusqu'au 8 septembre, le traitement continue à la source de l'Hôpital à doses ne dépassant pas 2 verres 1|2.

Aucun incident à noter dans cette seconde période pendant laquelle le foie ne subit plus aucune modification de volume, restant à 9 centimètres.

25 bains ont été pris pendant la durée totale du traitement dont les résultats se traduisent par : grande amélioration.

Le poids du malade qui était, au début de la cure, de 77 kilog. 500 se trouve de 78 kilog. 200, la veille du départ.

TRENTE-TROISIÈME OBSERVATION.

Dyspepsie flatulente.

M. M.., capitaine de zouaves, âgé de 49 ans, tempérament nervoso-bilieux, constitution affaiblie, n'accuse aucune affection de ses parents et n'a jamais souffert que de la maladie pour laquelle il vient faire usage du traitement thermal.

Il y a quatorze ans que, par suite d'un long séjour en Algérie, il éprouve des accidents dyspeptiques tels que : inappétence, langue ordinairement blanche, lenteur des digestions, ballonnement du ventre, quelques vomissements. La palpation détermine une légère douleur à l'épigastre ; la percussion donne au foie un diamètre vertical de 6 centimètres.

L'analyse des urines présente : densité 1,029, réaction acide, léger dépôt composé d'urates et de quelques globules muqueux. Cet officier a fait usage des eaux de Vichy en 1868, 1870, 1872, 1874 et 1875 ; après chaque cure thermale, une amélioration s'est produite, mais le séjour prolongé dans la colonie a ramené les mêmes accidents que nous constatons aujourd'hui.

Le traitement, qui a consisté en 70 verres (source Hôpital) 18 bains et 8 douches, a présenté comme incident une bronchite vers le douzième jour de la cure. Au 20° jour, le foie mesurait 8 centimètres 1|2 et cette dimension n'avait pas varié à la fin de la cure, c'est-à-dire le 27 du mois d'août.

Les accidents dyspeptiques s'étaient peu à peu amendés, et le malade quittait Vichy avec une amélioration.

TRENTE-QUATRIÈME OBSERVATION.

Dyspepsie flatulente.

M. M..., capitaine de gendarmerie, 36 ans, tempérament nervoso-lymphatique, constitution bonne, a fait campagne pendant dix ans en Afrique et trois ans au Mexique.

Aucun excès, si ce n'est celui du travail de bureau.

Son père, rhumatisant, a succombé à l'âge de 57 ans.

En 1876, traitement à Vichy pour rhumatisme goutteux et dyspepsie.

Les premiers symptômes de cette dernière affection ont apparu au Mexique et consistaient surtout en éructations, ballonnement du ventre et somnolence.

L'amélioration qui s'était produite pendant le traitement est devenue plus notable six mois après.

Au mois de septembre 1877, M. M.. revient à Vichy se plaignant de pesanteur d'estomac, de sensation de brûlure le long de l'œsophage et de distension gazeuse de l'abdomen quelques heures après les repas.

Le foie a une hauteur verticale de 6 centimètres.

Cure : 30 jours, (66 verres, source Hôpital, 17 bains et 12 douches).

Amélioration notable, les digestions se font bien ; le foie mesure 9 centimètres 1|2.

TRENTE-CINQUIÈME OBSERVATION.

Dyspepsie flatulente.

M. P..., capitaine en retraite, 58 ans, tempérament nerveux, ne présente rien à noter du côté des ascendants et n'a jamais fait d'excès.

Il a été atteint, en 1862, au Mexique, de fièvres intermittentes et de dyssenterie.

Depuis cette époque, les digestions ont été pesantes, accompagnées de ballonnement du ventre, d'éructations acides fréquentes et parfois de vomissements.

Deux saisons thermales à Vichy, en 1866 et en 1868, avaient amené une diminution notable de ces accidents qui ont reparu avec une nouvelle intensité après la guerre de 1870 et ont nécessité le retour à la station thermale en 1871 et 1872.

L'amélioration résultant de ces traitements n'a pas persisté et M. P. est renvoyé à Vichy au mois d'août 1877.

Nous notons le pouls à 58, la hauteur du foie à 5 centimètres 1|2 ; une légère hypertrophie de la rate.

Cure thermale de 30 jours : (84 verres, source Hôpital, 15 bains, 11 douches) ; grande amélioration.

L'appétit est normal, les digestions se font bien, les nuits sont bonnes, l'état général est très-satisfaisant.

Les mensurations successives du foie donnent le 8, 7 centimètres ; le 16, 8 centimètres, et le 25, 8 centimètres 1|2.

TRENTE-SIXIÈME OBSERVATION.

Dyspepsie flatulente.

M. F..., inspecteur des contributions indirectes, 43 ans, tempérament nervoso-lymphatique, constitution bonne, habite l'Algérie depuis 19 années.

Rien à signaler dans les maladies de famille. Il a été atteint de psoriasis et d'urticaire.

L'usage un peu excessif de tabac et de boissons alcooliques, avec un travail de bureau fatiguant, sont les seules causes indiquées.

En 1856, un vertige assez long survient après le repas. Depuis ce moment, les digestions sont devenues difficiles, accompagnées de pesanteur, d'éructations, de ballonnement du ventre, de somnolence et de céphalalgie. Du pyrosis se fait sentir souvent à jeun, la constipation est opiniâtre.

Mensuration verticale du foie : 7 centimètres.

Un traitement thermal fait à Vichy en 1876, a amené un amendement notable et persistant de la dyspepsie.

La cure de 1877 se compose de 78 verres, source Hôpital, 16 bains et 13 douches.

Une excitation assez vive est notée comme incident vers le quinzième jour du traitement qui donne comme résultat une grande amélioration. La hauteur du foie est de 10 centimètres.

TRENTE-SEPTIÈME OBSERVATION.

Dyspepsie flatulente.

M. W..., lieutenant d'infanterie, 31 ans, tempérament lymphatico-nerveux, constitution bonne, pas de maladie de famille, pas d'excès, vient faire, à Vichy, un traitement au mois de juillet 1877.

Comme maladies antérieures nous ne notons qu'une fièvre intermittente, contractée en 1867, dans les marais Pontins et compliquée de dyssenterie. Cette dernière maladie a reparu en 1871 avec une durée très-courte.

La digestion a commencé à être pénible en 1868 ; peu d'appétit, dégoût pour les aliments, sensation de pesanteur après les repas, éructations, lourdeur de tête, constipation, voilà ce qu'éprouvait M. W...

Cure à Vichy en 1874, suivie d'amélioration légère qui s'est à peu près maintenue.

A notre premier examen, nous trouvons les organes sains, le foie seul, diminué de volume, a une hauteur de 6 centimètres 1|2.

Le traitement a consisté en 71 verres de la source Hôpital, 14 bains et 13 douches. Comme incidents : légère excitation nerveuse passagère. Diminution notable des troubles dyspeptiques.

Le 15 juillet, le foie a une hauteur de 9 centimètres et de 10 centimètres à la fin de la cure.

TRENTE-HUITIÈME OBSERVATION.

Dyspepsie flatulente avec migraines fréquentes.

M. B..., officier d'administration des bureaux de l'Intendance, 44 ans, tempérament nervoso-bilieux, constitution bonne, a séjourné deux ans en Afrique et une année en Italie.

Pas d'antécédents de famille, pas d'excès, mais moral affecté par des chagrins.

Le malade a été atteint, à l'âge de 17 ans, de fièvre typhoïde, et plus tard, en Afrique, de fièvre intermittente qui a duré deux ou trois mois.

Il y a dix ans que la dyspepsie a débuté par une perte partielle de l'appétit, des pesanteurs d'estomac après le repas, suivies d'éructations et de ballonnement du ventre. Quelques vomissements bilieux se sont montrés le matin à jeun ; la constipation est opiniâtre et les migraines fréquentes.

En 1869, M. B. obtient d'une cure à Vichy une grande amélioration qui s'est maintenue pendant trois ans.

Depuis cette époque, une arthrite rhumatismale du genou est survenue et la dyspepsie a fait une nouvelle invasion.

En septembre 1877, M. B., revenu à Vichy, présente un pouls lent à 60. Le foie a une hauteur verticale de 6 centimètres. Traitement : 74 verres, source Hôpital, 13 bains, 11 douches. Grande amélioration, pas d'incidents ; hauteur du foie : 8 centimètres.

TRENTE-NEUVIÈME OBSERVATION

Dyspepsie flatulente. — *Tœnia.*

M. J..., lieutenant de cavalerie en non-activité, 44 ans, tempérament nervoso-bilieux, constitution bonne, ne signale aucun antécédent de famille. Le travail de bureau en excès et un peu d'abus de tabac sont les seules causes auxquelles il rapporte sa maladie.

C'est en 1872 que les premiers symptômes de dyspepsie ont fait leur apparition ; ils consistaient en ballonnement du ventre, ne permettant pas de porter des effets boutonnés, éructations acides, congestions de la face et somnolence après les repas.

Après un traitement par l'hydrothérapie et les viandes saignantes, la présence d'un tœnia a été révélée. Ce parasite n'a été expulsé qu'au bout de deux ans, mais les troubles digestifs ont persisté, avec une intensité moindre, toutefois.

Au mois de juillet 1877, M. J... présente à notre examen un foie diminué de volume, 7 centimètres 1|2, et un pouls à 54.

Le traitement, consistant en 19 verres Hôpital, 53 verres Grande-Grille, 19 bains, 11 douches, a amené une amélioration, mais en même temps un peu de surexcitation des organes génitaux, déterminant des pertes séminales assez fréquentes.

Au jour de sa sortie, le foie mesure, dans son diamètre vertical, 9 centimètres.

QUARANTIÈME OBSERVATION

Dyspepsie flatulente

M. D..., capitaine d'infanterie, 36 ans, tempérament nerveux, constitution bonne, nous dit que son père et sa mère, ayant tous deux le même tempérament nerveux, ne sont pas atteints d'affections chroniques.

Il n'y a aucun excès à signaler.

De 1866 à 1870, cet officier a séjourné en Algérie où il a eu un seul accès de fièvre. Peu de jours après sa rentrée en France, une fièvre intermittente tierce fait invasion avec des accès d'une très-grande violence qui se reproduisent pendant une année et font place à des accès irréguliers, rares, qui existaient encore en 1876.

La dyspepsie a débuté en 1872, avec pesanteur d'estomac après les repas, ballonnement du ventre, éructations acides, sensation de brûlure le long de l'œsophage, somnolence, selles régulières.

Première cure à Vichy, en 1876, suivie d'amélioration persistant, en partie, pendant une année.

A son arrivée à l'Hôpital, au mois de juillet 1877, nous trouvons : hauteur verticale du foie, 8 centimètres ; rate légèrement hypertrophiée. Amélioration progressive et à la sortie de l'hôpital, le foie mesure 10 centimètres. Traitement : 65 verres Grande-Grille, 18 bains, 10 douches.

QUARANTE-UNIÈME OBSERVATION

Dyspepsie flatulente.

M. D..., receveur des douanes, 54 ans, tempérament nervoso-sanguin, a eu son père goutteux.

Aucun excès, aucune maladie antérieure.

Il y a vingt ans que la dyspepsie, pour laquelle il est envoyé à Vichy au mois de juillet 1877, a fait son apparition avec de simples pesanteurs d'estomac après les repas.

Peu à peu, l'appétit est allé en diminuant, des douleurs se sont fait sentir à la région hépatique, mais sans ictère et sans calculs biliaires. L'ingestion des aliments provoquait, au bout de quelques heures, des éructations nombreuses et un ballonnement considérable de l'estomac et de l'abdomen. La constipation est ordinaire.

A son arrivée à Vichy, nous constatons un pouls lent, à 58, les organes sains, sauf le foie dont le diamètre vertical ne mesure que 6 centimètres.

Traitement : 34 verres source Hôpital, 30 verres Grande-Grille, 18 bains, 11 douches.

Amélioration considérable, augmentation du volume du foie dont le diamètre vertical est de 7 centimètres 1|2.

QUARANTE-DEUXIÈME OBSERVATION

Dyspepsie flatulente.

Un officier supérieur en retraite qui, depuis quinze années, souffre cruellement de dyspepsie flatulente et qui, plusieurs fois déjà, est venu chercher à Vichy le soulagement de ses malaises, a suivi le traitement thermal d'une façon irrégulière, souvent sans direction médicale. Sans cesse préoccupé de son état, il en est arrivé à un trouble moral qui touche à l'hypochondrie.

Nous avons à lui donner des soins le 14 août 1877 et nous trouvons un homme robuste, âgé de 55 ans, d'un tempérament sanguin.

Pendant un séjour en Algérie, où il a contracté une diarrhée grave, il a ressenti les premières atteintes de gastralgie. Ces crises douloureuses ont disparu depuis quelques années, mais il reste une digestion pénible, surtout flatulente avec alternatives de diarrhée et de constipation. La cause de cette affection ne peut être cherchée ni dans les excès, ni dans les commémoratifs de famille.

Analyse de l'urine le 16 août : claire, ambrée, sans dépôt, très-acide, densité 1036; rien par la chaleur, ni par l'acide nitrique; la liqueur cupro-potassique est rougie.

Mensuration du foie donnant un diamètre vertical de 5 centimètres 1|2.

Prescription : 3 verres source Hôpital, bain et douche alternant.

Le 20, excitation nerveuse, selles diarrhéiques.

Le 22, volume du foie égale 8 centimètres, le 27, 9 centimètres; le 5 septembre, 9 centimètres 1|2, et le 11 septembre, 10 centimètres 1|2.

Le malade a pris 14 bains, 14 douches et l'amélioration est évidente.

A la date du 25 novembre, notre dyspeptique nous écrit les renseignements suivants :

« La sensibilité épigastrique existe encore un peu, encore quelques flatuosités, digestions encore lentes, cependant je mange et dors bien. En résumé, je vais mieux, plus de diarrhée, plus de constipation. Le médecin n'a pu déterminer le volume de mon foie à cause des gaz. J'ai repris mon embonpoint. »

Nous avons exprimé à cet officier le désir de le voir revenir plusieurs fois encore à Vichy; assuré que nous sommes de compléter la guérison qui s'est fait si longtemps attendre, à cause de l'irrégularité des traitements et de l'absence d'une direction nécessaire lorsqu'il s'agit d'employer un médicament aussi actif que l'eau de Vichy.

QUARANTE-TROISIÈME OBSERVATION

Dyspepsie flatulente.

Le malade qui se présente à nous le 28 juillet 1877, habite Nice. Agé de 58 ans, tempérament nervoso-bilieux, constitution affaiblie par un état dyspeptique qui date de dix années, sans cause appréciable pour nous.

Amaigrissement, anémie, teinte jaunâtre des sclérotiques, vision affaiblie, crampes dans les jambes assez fréquentes, constipation habituelle, bourrelets hémorrhoïdaux, digestions lentes et flatulentes.

Urines parfois abondantes, aqueuses, pouls lent, à 60. Tels sont les symptômes que nous notons en même temps qu'un diamètre vertical du foie mesurant 7 centimètres.

Dès les premières doses d'eau minérale, une amélioration se produit, mais se trouve arrêtée par de la diarrhée, résultant de l'ingestion d'eau glacée après le repas du 2 août.

A partir du 8, nous constatons un mieux qui va croissant jusqu'au 16, date du départ de M. B..., forcé d'écourter sa cure par une circonstance de famille.

13 bains et 7 douches avec l'eau minérale, 2 verres et demi en moyenne à la source de l'Hôpital, ont fait cesser l'anémie et atténué les troubles dyspeptiques. Le foie mesure 8 centimètres.

Nous avons revu notre malade en janvier 1878, et avons pu constater la persistance de l'amélioration, tout en signalant la nécessité d'une nouvelle cure plus complète que la précédente.

QUARANTE-QUATRIÈME OBSERVATION

Dyspepsie flatulente.

Depuis vingt années, M. A..., employé de la ville de Paris, souffre de digestions difficiles et voit revenir, de temps à autre, mais surtout en juillet, des crises de vomissements, deux heures après le repas.

Age 57 ans, tempérament nervoso-bilieux, constitution encore robuste, système nerveux très-impressionnable. M. A... n'a eu d'autre maladie qu'une angine couenneuse en 1842.

Nous trouvons : amaigrissement, teinte foncée de la peau, anémie prononcée, pouls nerveux, peu d'appétit, digestions lentes et pénibles.

Urines du 16 septembre 1877, ambrées, claires, avec dépôt de sable rouge, acides, densité 1026. Aucune réaction par la chaleur ; l'acide nitrique détermine une effervescence qui nous est expliquée par cette circonstance que le malade a fait usage à Paris et récemment, d'eau de Vichy transportée. La liqueur cupro-potassique passe au rouge.

Le diamètre vertical du foie mesure 7 centimètres.

Prescription : un, puis deux verres source Hôpital ; bain et douche alternés.

Nous notons pendant la durée de la cure, le 19 septembre, une gêne avec quelques douleurs passagères à l'hypochondre droit.

Le 21, une bronchite légère troublant et excitant le malade, auquel nous recommandons l'eau du puits Chomel. Le 24, état général sensiblement amélioré, et cependant un grand découragement s'est emparé de M. A..., que j'ai peine à retenir à Vichy,

Le 26, légère augmentation du foie, 5 millimètres.

Le 1er octobre, amélioration croissante.

Le 6 octobre, grande amélioration, aucune trace d'anémie, Digestions beaucoup meilleures.

Diamètre vertical du foie, 11 centimètres.

Le traitement a consisté en une moyenne journalière de deux verres d'eau minérale (sources Hôpital, Chomel et Grande-Grille) 5 bains et 7 douches.

Au mois de mars 1878 je revois, mais sans pouvoir l'examiner en détail, M. A..., qui me dit être satisfait de son état de santé depuis son retour de Vichy.

QUARANTE-CINQUIÈME OBSERVATION

Dyspepsie flatulente.

M. B... habite l'Algérie depuis plus de trente ans, il y exerce des fonctions fatigantes, mais n'a jamais contracté ni fièvre intermittente, ni dyssenterie. Il est porteur, depuis de nombreuses années, d'une bronchite chronique qui a déterminé plusieurs crachements de sang.

Il y a six ans que les digestions sont devenues très-difficiles, flatulentes, et cette complication a produit un amaigrissement et un affaiblissement considérables.

Ce malade, âgé de 54 ans, est d'un tempérament nervoso-sanguin et n'est pas venu à Vichy avec l'intention d'y faire un traitement.

Il vient réclamer nos soins le 1er août 1877 et nous constatons alors le volume du foie à 7 centimètres.

L'eau est prescrite avec grands ménagements, additionnée de sirop de tolu. Une potion calmante est ordonnée.

Le résultat du traitement, qui est suivi avec grande exactitude jusqu'au 4 septembre, est des plus satisfaisants.

La toux et les crachats qui troublaient les nuits de notre malade ont à peu près cessé. Les digestions se font bien. Le oie a atteint un volume de 10 centimètres. L'eau du puits Chomel a été seule prise en boisson. L'état de la poitrine ne nous a permis ni bains, ni douches.

Analyse de l'urine, le 1er août : claire, ambrée, sans dépôt, acide, densité, 1,024 ; rien par les réactifs, si ce n'est une coloration en rouge de la liqueur cupro-potassique.

QUARANTE-SIXIÈME OBSERVATION

Dyspepsie flatulente.

Le 26 août 1876, M. M..., pharmacien résidant depuis seize années en Algérie, vient faire une cure à Vichy.

Doué d'une constitution robuste, non amaigri, présentant le type du tempérament bilioso-nerveux, ce malade fait remonter à trois années le commencement de ses malaises.

L'état général est bon, une anémie légère est cependant évidente. C'est à cette anémie que nous attribuons le pouls nerveux et les palpitations du cœur que présente M. M...

La langue est, dit-il, le plus souvent saburrale, cependant l'appétit se fait sentir. Quatre ou cinq heures après le repas, surviennent des troubles digestifs, surtout de la flatulence et nous trouvons le ventre un peu tympanisé. Les selles sont régulières, quelquefois cependant diarrhéiques. Le foie, dans son diamètre vertical, est de 7 centimètres 1|2 ; rien du côté de la rate.

Ici, comme chez nos autres malades, les traitements les plus variés ont été employés sans succès.

Analyse de l'urine : claire, ambrée, sans dépôt, réaction acide ; densité, 1,025. Aucune modification par la chaleur, par l'acide nitrique, par la liqueur cupro-potassique.

Prescription : premier jour, un verre en quatre doses ; deuxième jour, un verre et demi ; troisième jour, deux verres

8

(source Hôpital); un bain tiède minéralisé de trente minutes chaque jour.

Le 4 septembre, bon aspect, plus de traces d'anémie, les battements du cœur sont régularisés, les digestions plus faciles, reste une légère flatulence, le météorisme a disparu (trois verres, bain).

Le 14, l'amélioration s'est maintenue et augmentée; il se produit une surexcitation nerveuse dont la cause me reste inconnue, mais qui m'engage à cesser le traitement.

Le volume du foie est de 10 centimètres 1|2. Augmentation totale de 3 centimètres.

QUARANTE-SEPTIÈME OBSERVATION

Dyspepsie flatulente.

N'ayant jamais été atteint par une maladie aiguë, ayant eu cependant une enfance débile, M. B..., âgé de 42 ans, tempérament sanguin, doué d'une bonne constitution, souffre depuis dix ans d'une dyspepsie flatulente dont la cause ne se trouve ni dans les excès, ni dans les fatigues de la profession, ni dans les commémoratifs de famille.

La diminution de l'appétit, des pesanteurs stomacales survenant de suite après l'ingestion des aliments, des flatulences se produisant deux ou trois heures après le commencement de la digestion, des alternatives de diarrhée et de constipation; le diamètre vertical du foie mesurant 7 centimètres; voilà ce que nous constatons le 6 septembre 1877.

Analyse des urines le 7 : claires, ambrées, sans dépôt, densité 1,026. Rien par les réactifs ordinaires. (Prescription : 2 verres source Hôpital, bains et douches alternés).

Quelques selles diarrhéiques le 8, c'est le seul incident dont la durée pendant la cure, dure jusqu'au 22. Le malade a pris neuf bains et vingt douches, amélioration notable.

Diamètre du foie : 8 centimètres.

QUARANTE-HUITIÈME OBSERVATION.

[Dyspepsie flatulente.

M. B..., chef de musique en retraite, 63 ans, tempérament sanguin, constitution robuste, d'habitudes régulières, a été atteint en 1857 d'une affection du foie, alors qu'il se trouvait en Algérie où il a longtemps séjourné. C'est de cette époque que datent les accidents dyspeptiques caractérisés surtout par des flatulences et des troubles du côté de la tête (vertiges).

Il n'est pas revenu à Vichy depuis 1857, il se présente à notre examen le 31 mai 1878. Il nous signale des urines abondantes, de la soif, et cependant deux analyses, faites le 1er et le 18 juin, ne nous font constater qu'une réaction légèrement acide et une densité de 1,014. Le foie mesure 6 centimètres.

C'est à la source de l'Hôpital que nous engageons ce malade à boire des doses d'eau minérale qui n'ont pas dépassé deux verres. Les digestions se sont régularisées, les flatulences ont disparu. Les vertiges ne se sont pas renouvelés, les urines sont redevenues normales et aucun incident ne s'est produit. Nous avons noté seulement des fourmillements et une légère douleur dans la région splénique le 5 et le 11 du mois de juin. Après avoir pris 23 bains et 54 verres d'eau, M. B. quitte Vichy avec une grande amélioration. Le poids du corps a diminué de 500 grammes (de 76 kilog. 700 à 75 k. 200).

QUARANTE-NEUVIÈME OBSERVATION.

Dyspepsie flatulente.

M. G..., ingénieur civil, 46 ans, constitution robuste, tempérament sanguin, a eu plusieurs manifestations d'herpétisme du
côté de la peau et des amygdales : en 1874 il était porteur d'un
tœnia qui a été expulsé. Du côté de sa famille, rien n'accuse
une cause héréditaire. Depuis 18 ans, il est atteint de troubles
dyspeptiques : langue ordinairement blanchâtre, somnolence et
éructations après le repas, flatulences intestinales, migraines fréquentes. L'urine qui est abondante après les repas ne donne à
l'analyse aucun renseignement utile.

Nous voyons ce malade pour la première fois à Vichy le 12
juillet 1878, et, en percutant le foie, nous constatons une diminution de volume, 6 centimètres 50.

Les premières doses d'eau minérale (source Lucas) paraissent
déterminer quelques points douloureux à la partie inférieure des
deux côté du thorax. Avec une indigestion survenue le 28 juillet,
pas d'autre incident de la cure qui s'est terminée le premier
août (70 verres d'eau, 14 bains, 4 douches).

Dès le 19 juillet, le foie a augmenté d'un centimètre ; le 26
nous lui trouvons un diamètre vertical de 8 centimètres 50 et
la mensuration nous donne le même résultat le premier du mois
d'août. Cette première cure, qui sera à renouveler, a produit une
réelle amélioration.

CINQUANTIÈME OBSERVATION.

Dyspepsie flatulente.

M. P..., capitaine de cavalerie, 47 ans, constitution bonne,
tempérament nervoso-lymphatique, entre à l'hôpital de Vichy
le 1er mai, porteur d'un certificat sur lequel nous trouvons

comme diagnostic: dyspepsie flatulente avec engorgement des viscères abdominaux. Il se plaint de digestion difficile, lente et accompagnée de flatulences continuelles, de congestion vers la tête avec bourdonnement. Les commémoratifs ne nous donnent d'autres renseignements qu'une atteinte de fièvres intermittentes qui ont pris naissance en Algérie et ont persisté pendant deux ans (1859-1861). L'examen que nous faisons de ce malade nous laisse constater de la lenteur du pouls (60 pulsations), aucun engorgement de la rate et le foie, loin d'être engorgé, ne mesure que 4 centimètres 1|2. Rien de remarquable dans l'analyse des urines. Aucun incident à signaler pendant la durée du traitement qui s'est terminé le 30 mai (93 verres, Hôpital, 17 bains et 12 douches).

Les symptômes dyspeptiques ont peu à peu disparu à mesure que le foie reprenait son volume normal.

Les mensurations successives de l'organe hépatique nous donnent : le 9 mai 7 centimètres 1|2, le 19 mai 10 centimètres, le 24 mai 9 centimètres, le 29 mai 9 centimètres.

Le poids du corps a diminué de 1 kilog. (86 kilog., 85 kilog.)

CINQUANTE-ET-UNIÈME OBSERVATION.

Dyspepsie flatulente.

M. T..., commissaire de marine, âgé de 60 ans, constitution affaiblie, tempérament nervoso-bilieux, a fait des séjours prolongés aux colonies (Sénégal, Guyanne, Algérie). Il y a contracté des fièvres intermittentes et rémittentes.

Depuis 30 ans, il se plaint d'accidents dyspeptiques dont les plus saillants sont : diminution de l'appétit, pesanteur et douleur stomacales, flatuosités, gaz *roulant* dans l'intestin, constipation opiniâtre avec scybales parfois sanguinolentes, urines

ordinairement chargées, mais parfois très-limpides et très-abondantes.

A l'examen de ce malade qui vient pour la première fois à
Vichy le 20 juillet 1878, la percussion du foie nous donne au
diamètre vertical 5 centimètres 50 de matité, aucun engorgement de la rate.

La source de l'Hôpital est prescrite à la dose de 1 verre et
progressivement jusqu'à 3 verres ; 18 bains ont complété le traitement pendant lequel aucun incident ne s'est produit.

Le diamètre vertical du foie, dès le 29 juillet, était de 7 centimètres, il avait atteint 9 centimètres le 8 août.

Une augmentation du poids du corps de 2 kilog. 300 était
constatée (55 kilog. 200 ; 57 k. 500).

CINQUANTE-DEUXIÈME OBSERVATION.

Dyspepsie flatulente avec céphalalgie.

M. P..., capitaine en retraite, 53 ans, constitution bonne,
tempérament sanguin, ne signale aucun antécédent de famille.
Il a été atteint en 1852 de rhumatisme articulaire, mais il ne
fait remonter l'origine de sa maladie qu'à 8 années, en lui attribuant, comme cause, la captivité en Allemagne et des chagrins.

Le jour de son entrée à l'hôpital de Vichy, nous constatons :
langue empâtée et un peu blanchâtre ; la palpation de la région
épigastrique détermine une légère douleur. Cette sensation
pénible se propage, au moment de la digestion, dans tout le
côté gauche et s'accompagne de pesanteur dans le côté droit,
avec flatulence et céphalalgie revenant chaque jour ; les selles
sont assez régulières ; rien à signaler dans l'analyse des urines.
Des bourrelets hémorrhoïdaux apparaissent tous les 2 ou 3
mois.

Le foie dans son diamètre vertical mesure 6 centimètres 50.

Les purgatifs, les alcalins, le bromure de potassium ont été prescrits, et n'ont amené que des soulagements momentanés.

Le traitement thermal (Hôpital et Grande-Grille 75 verres, 10 bains, 12 douches,) s'est fait régulièrement sans incident.

Dès le 8 juillet, le foie mesurait 9 centimètres ; les percussions des 26 et 28 juillet donnent 10 centimètres. M. P... quitte Vichy avec une grande amélioration et un poids égal à celui noté le jour de son arrivé (93 kilog.)

CINQUANTE-TROISIÈME OBSERVATION

Dyspepsie flatulente. — Nevropathie générale.

M. V..., capitaine en retraite, 59 ans, constitution robuste, tempérament sanguin, né d'une mère asthmatique, a été atteint de fièvres intermittentes en Algérie dans les années 1851 et 1852. Il dit souffrir depuis dix ans de digestions pénibles accompagnées de flatulences considérables, de douleurs générales à sièges variables et d'excitation nerveuse très-pénible. Les selles sont régulières; les urines présentent souvent un dépôt de sable urique. Notre malade se plaint en outre d'un affaiblissement de la vision.

Le sommeil est souvent troublé par des quintes de toux, et cependant l'auscultation ne révèle aucune lésion thoracique. L'examen de l'arrière-gorge fait reconnaître la présence de granulations nombreuses et irritées.

Notre première visite (22 juillet 1878) nous fait constater une diminution du volume du foie, qui ne mesure que 5 cent. dans son diamètre vertical.

Pas d'incident au cours du traitement (78 verres source Hôpital, 22 bains, 7 douches, gargarismes au puits Chomel). L'amélioration résultant de cette cure est des plus notables, les fonctions digestives se sont rétablies, les douleurs et excitations disparaissent, la vision reprend son acuité. La toux nocturne s'est amendée.

Progressivement aussi, le foie a repris son volume normal. Nos mensurations donnent : le 7 août, 6 cent. 50; le 14 août, 8 cent., le 21 août, 9 centimètres.

Le poids du corps a diminué (84 kilog. — 82 kilog. 700).

CINQUANTE-QUATRIÈME OBSERVATION

Dyspepsie flatulente.

M. M..., notaire, âgé de 41 ans, constitution bonne, tempérament nervoso-lymphatique, arrive à Vichy le 25 juin 1878.

Sa mère a été dyspeptique pendant 40 ans. Son père jouissait d'une parfaite santé. Une de ses sœurs souffre aussi de troubles de la digestion.

Attribuant à des préoccupations, à des chagrins, au travail de bureau, l'état maladif dans lequel il se trouve depuis huit ans, il se plaint surtout d'une perte presque complète de l'appétit, il dit avoir la langue souvent saburrale. Après chaque repas, survient de la gêne, de la tension, du gonflement à l'épigastre et dans l'abdomen; la tête se congestionne, des renvois fréquents se produisent et des gaz roulants déterminent de l'anxiété. La constipation est opiniâtre.

La mensuration du foie nous donne 6 centimètres, diamètre vertical.

Sauf une légère excitation paraissant résulter de l'état orageux de l'atmosphère, aucun trouble ne vient entraver l'amélioration progressive qui se produit pendant le traitement.

Le 2 juillet, nous trouvons au foie un diamètre vertical de 7 centimètres et le 8 juillet, nous constatons 8 cent. 1|2.

A cette époque, M. M..., rappelé par des affaires urgentes,

interrompt sa cure (45 verres, 10 bains) avec promesse de retour.

Nous le revoyons en effet le 1er septembre, dans un état très-satisfaisant, les digestions ont été bonnes, les selles régulières et le foie mesure 9 cent. 1|2. Après quelques jours de traitement, M. M... se voit forcé, par ses affaires et à notre grand regret, à une nouvelle interruption de cure.

CINQUANTE-CINQUIÈME OBSERVATION

Dyspepsie flatulente. — Hypochondrie.

M. C.., officier d'administration, 47 ans, constitution bonne, tempérament sanguin, attribue à des excès de travail la maladie pour laquelle il vient faire une première cure à Vichy, le 1er août 1878. Depuis huit ans, ses digestions sont mauvaises, l'appétit est capricieux, la langue saburrale. Après l'ingestion des aliments, il y a des renvois acides, des baillements et une pesanteur considérable à la région épigastrique; plus tard, des gaz intestinaux ballonnent le ventre.

Des bourrelets hémorrhoïdaux apparaissent fréquemment. M. C... ressent après la marche une fatigue considérable et des douleurs dans les articulations, il est triste et se préoccupe vivement de sa maladie. Des médications variées ont été inutilement employées, le bicarbonate de soude, la pepsine, le quinquina, l'huile de foie de morue, les douches, l'eau de Vichy transportée ont bien peu modifié son état de souffrance.

Diamètre vertical du foie: 6 cent 1|2.

Trente jours de traitement pendant lesquels M. C... prend 43 verres Hôpital, 33 verres Grande-Grille, 17 bains, 12 douches. Des vomissements survenus le 25 août forment le seul incident de la cure. Grande amélioration.

Mensuration du foie : le 13 août, 8 centimètres ; le 30 août, 9 centimètres.

Le poids du corps a augmenté d'un kilog. (76 kilog. 200, 77 kilog. 200)

CINQUANTE-SIXIÈME OBSERVATION

Dyspepsie flatulente.

Service de M. le Docteur Derazey.

S..., brigadier de gendarmerie, 39 ans, constitution robuste, tempérament sanguin, rapporte que sa mère était atteinte de diabète. Il a été atteint en 1857 d'une fluxion de poitrine, en 1859 de fièvres intermittentes et de jaunisse, en 1863, au Mexique, de nyctalopie. Pendant 12 ans, il a séjourné dans les pays chauds : Algérie 7 ans, Mexique 5 ans. Il fait remonter à 19 ans l'invasion de la maladie qu'il vient traiter à Vichy. En 1874 et 1875 il a fait usage des eaux thermales et à cette époque, en outre des troubles digestifs, il souffrait d'une diarrhée chronique.

Ce malade entre à l'hôpital le 2 mai 1878. L'appétit, dit-il, est presque maintenu, cependant la langue est souvent blanche, les digestions sont lentes, parfois douloureuses, toujours avec pesanteurs, ballonnement, gaz intestinaux et sensations doulou-reuses dans l'abdomen. La constipation est fréquente ; les urines contiennent quelques oxalates. La palpation détermine une douleur assez vive dans la fosse iliaque droite où l'on perçoit une tuméfaction légèrement indurée.

La mensuration du foie donne au diamètre vertical 6 cent. 1|2. La rate est normale.

Dès le début de la cure, se produisent des picotements du côté du foie, une légère excitation et un peu d'injection des conjonctives.

77 verres source Grande-Grille, 14 verres source Hôpital, 23 bains et 6 douches ont été pris dans le mois de mai.

Une grande amélioration est constatée. Elle a suivi l'augmentation progressive du volume du foie qui, au 16 mai, mesurait 9 cent. et 10 cent. au 29 mai.

CINQUANTE-SEPTIÈME OBSERVATION

Dyspepsie flatulente.

Service de M. le Docteur Mourlon.

M. S..., officier d'infanterie, 51 ans, constitution bonne, tempérament sanguin, sans antécédent de famille et sans maladie antérieure, est atteint de dyspepsie depuis quatre ans.

Le début de l'affection a été brusque; en 1874, sans cause connue, apparaît une douleur gastralgique violente, sans vomissement, qui dure toute la nuit.

Depuis cette époque, les digestions sont laborieuses, elles s'accompagnent de douleurs épigastriques, de renvois fréquents, de flatulences, avec sensation de contractions aux tempes. Ce malade, entré à l'hôpital le 1er juillet, présente à l'examen un foie diminué de volume, mesurant 7 centimètres.

Dès le début du traitement, l'amélioration se manifeste par une durée moindre des troubles dyspeptiques, lesquels vont graduellement s'amendant et disparaissant.

Le 14 juillet, le foie mesure 8 centimètres; à la fin de la cure, son diamètre vertical est de 9 centimètres.

M. S... quitte Vichy après avoir pris 89 verres (source Hôpital), 18 bains, 11 douches, avec une amélioration considérable, mais une perte assez notable dans le poids du corps, 68 kilog. 700, 63 kilog.

CINQUANTE-HUITIÈME OBSERVATION.

Dyspepsie flatulente et vomitante.

M. G..., commis principal, 45 ans, tempérament sanguin, constitution bonne, habite l'Algérie depuis son enfance.

Son père très-nerveux et très-impressionnable, souffre d'accidents herpétiques ; un travail assidu de bureau est le seul excès signalé.

La dyspepsie a débuté il y a cinq ans, elle est plus accentuée pendant l'été et a déterminé l'envoi à Vichy de M. G. en 1874.

Pendant un an, après cette cure, une grande amélioration a existé, mais peu à peu les troubles de la digestion ont reparu. Appétit nul, dégoût pour tous les aliments, pesanteur d'estomac, éructations, nausées, parfois vomissements d'aliments, congestion vers la tête, somnolence.

Au mois d'août 1877, nous observons ce malade dans notre service. L'artère radiale donne 56 pulsations ; hauteur verticale du foie 7 centimètres, léger engorgement de la rate.

L'eau est bien supportée, elle amène une amélioration qui se traduit par une augmentation du volume du foie constatée le 14 août à 8 centimètres 1|2.

Traitement : 68 verres, source Hôpital, 16 bains et 9 douches ; grande amélioration ; je ne retrouve pas les dimensions du foie au moment de sa sortie de l'Hôpital.

CINQUANTE-NEUVIÈME OBSERVATION.

Dyspepsie flatulente et vomitante.

M. A. C..., industriel, résidant dans un département du nord-est de la France, âgé de 38 ans, marié, tempérament lymphatico-nerveux, constitution bonne, nous dit que sa mère a été atteinte d'accidents goutteux.

A l'âge de dix-huit ans, il a souffert d'une dyspepsie gastralgique dont les crises ont, depuis, reparu à fréquents intervalles
et dont la dernière remonte à environ un mois. De plus, il a
été traité en 1866 pour un rhumatisme articulaire aiguë généralisé.

Nous n'avons à signaler aucun excès comme cause de la maladie.

Le 6 août 1876, M. C. est venu se traiter à Vichy et présente,
à notre examen, l'état suivant : amaigrissement, sécheresse et
teinte foncée de la peau, pouls normal, appétit persistant, digestions troublées, lourdes, flatulentes ; quelques vomissements
de temps à autre ; constipation ordinaire.

Le moral de ce malade, doué d'une énergique volonté, a été
ébranlé par le chagrin et par cet état dyspeptique qui dure
depuis vingt années.

Le foie est d'un volume anormal (7 centimètres, diamètre
vertical). Aucune douleur n'est déterminée par la palpation des
divers points de l'abdomen.

Analyse de l'urine : claire, coloration normale, réaction très-
acide, densité 1,032 ; aucune réaction, ni par la chaleur, ni par
l'acide nitrique, ni par la liqueur cupro-potassique.

Prescription : un verre, source Hôpital, le premier jour, un
verre et demi le deuxième jour, deux verres le troisième ; bain
tiède de 30 minutes, demi-minéralisé, chaque jour.

Le 10, état général satisfaisant, digestions plus faciles, sans
flatulence ni vomissement, une selle naturelle (3 verres, source
Hôpital, cinquième bain).

Le 14, même situation, légère douleur ressentie dans la région
du foie (2 verres Hôpital, 2 verres Grande-Grille, neuvième
bain).

Le 18, légères coliques, deux selles demi-liquides. Diamètre
vertical du foie augmenté d'un centimètre (un verre et demi
Hôpital, un verre et demi Grande-Grille, treizième bain).

Le 20, quatre selles liquides ; fatigue générale, coliques et diarrhée (eau minérale suspendue) potion avec cachou et sirop diacode à prendre par cuillerées toutes les deux heures, régime sévère.

Le 21, coliques et selles liquides ont cessé, l'état général redevient bon (un verre Hôpital, un verre Grande-Grille).

Le 23, mieux plus accentué, les aliments ont été repris en quantité ordinaire, les digestions sont encore un peu lourdes et flatulentes, une selle normale (un verre et demi Hôpital, un verre et demi Grande-Grille, dix-neuvième bain).

Le 25, bon état, une légère douleur se fait sentir de temps à autre du côté gauche au-dessous du téton, hauteur du foie: 8 centimètres 1|2.

Le malade qui a pris 20 bains, quitte la station thermale.

Je lui recommande de faire vers la fin de novembre, une petite cure supplémentaire avec dix bouteilles d'eau transportée (source Hauterive) prises en vingt jours et avec un bain alcalin tous les trois jours pendant la durée de ce traitement.

Les accidents dyspeptiques se sont montrés rarement et amoindris depuis le départ de Vichy où notre malade revient le 25 juin 1877.

Voilà ce qu'il présente à notre observation : facies bon, embonpoint relatif, régularisation des digestions. Volume du foie: diamètre vertical 9 centimètres.

Prescription: un verre, puis un verre et demi, source Hôpital, bain minéral alternant avec douche tiède minéralisée de trois minutes insistée sur le tronc et sur le flanc droit.

Tout va bien jusqu'au 1er juillet : à cette date la diarrhée apparaît, dure deux jours et cède à quelques prises de sous-nitrate de bismuth.

L'eau de boisson, à la Grande-Grille seulement, a été prescrite aux doses progressivement croissantes de un demi-verre, un verre, jusqu'à trois verres.

La mensuration du foie, faite le 8, ne me donne plus que 8 centimètres.

A partir de ce moment l'état général s'améliore rapidement et les digestions deviennent parfaites.

M. C. quitte Vichy le 13 juillet après avoir pris vingt bains et huit douches.

Grande amélioration, si ce n'est guérison.

Le foie mesure dans son diamètre vertical 11 centimètres.

SOIXANTIÈME OBSERVATION

Dyspepsie vomitante.

Service de M. le Docteur Mourlon.

M. D..., capitaine d'infanterie, 37 ans, bonne constitution, tempérament nerveux, sans antécédent de famille, n'a éprouvé d'autre malaise que des douleurs rhumatoïdes et des battements du cœur sans lésion de l'organe.

Depuis 1865, sans cause connue, il a de fréquentes pituites et des vomissements immédiatement après les repas. L'appétit est presque nul, et souvent les urines ont un dépôt de sable urique.

Cet officier entre à l'hôpital le 1er août 1878. Son examen fait constater la présence de granulations dans le pharynx et une diminution du volume du foie, avec un diamètre vertical de 7 centimètres.

La cure (source Hôpital, 61 verres, 18 bains, 9 douches) n'a présenté aucun incident. Pituite et vomissements ont diminué, puis disparu. Le 25 du mois d'août, le foie mesure 8 centimètres.

A la fin du mois, M. D... quitte Vichy avec un congé de convalescence, le poids du corps a perdu un demi-kilog. (60 kilog. 500, 60 kilog).

SOIXANTE-UNIÈME OBSERVATION

Dyspepsie vomitante.

Service de M. le Docteur Derazey.

M. N..., soldat d'infanterie, 23 ans, constitution affaiblie, tempérament nerveux, sans antécédent de famille, a été atteint à l'âge de 15 ans de fièvres intermittentes dont les accès violents se sont reproduits longtemps.

Depuis cette époque, l'appétit est resté faible, la langue est presque constamment chargée, les digestions, très-longues, s'accompagnent de pesanteurs et de douleurs épigastriques. Des vomissements alimentaires se produisent presque après chaque repas.

Le jour de son entrée à l'hôpital (6 mai 1878), on constate de l'amaigrissement, une teinte terreuse, cachectique de la peau, un état de fatigue musculaire et de tristesse profondes.

Le foie, diminué de volume, mesure 6 centimètres; la rate est normale. Pendant la durée du traitement, qui s'est terminé le 31 mai, on note une légère excitation dès le début, mais bientôt tous les symptômes sont amendés, et les vomissements ont cessé. Ces phénomènes se reproduisent cependant pendant deux jours, 22 et 23 mai, mais ils ont complètement disparu depuis.

La cure s'est composée de: 59 verres source Hôpital, 33 verres source Lardy et 24 bains.

Dès le 17, le foie mesuré donne 9 cent., le même diamètre est constaté le 28.

SOIXANTE-DEUXIÈME OBSERVATION

Dyspepsie vomitante.

M. S..., 37 ans, administrateur des colonies, constitution bonne, tempérament nervoso-bilieux, habite depuis 14 ans la Cochinchine. Aucun antécédent à noter; aucune maladie n'a précédé les accidents dyspeptiques qui remontent à 12 ans et qui ont déjà nécessité la cure de Vichy en 1869 et 1874.

Ce malade caractérise son affection disant : « qu'il est atteint d'une indigestion perpétuelle, avec vomissements survenant après chaque repas. »

Nous le voyons le 16 août 1878, et nous constatons une diminution du volume du foie (8 centimètres). L'analyse des urines ne décèle rien.

Les sources Hôpital et Grande-Grille sont prescrites à doses progressivement augmentantes jusqu'à trois verres. Le 28 août, M. S... éprouve une sensation de tension et pesanteur dans la région hépatique « le foie est travaillé, » dit-il. Le 2 septembre, apparaît une légère excitation, avec sentiment de fatigue.

Du reste, et dès le commencement de la cure, les digestions deviennent meilleures, l'appétit renaît et les vomissements cessent. Notre malade quitte Vichy le 10 septembre avec amélioration notable; le foie mesure alors 9 centimètres.

Le poids du corps, à 200 grammes près, est resté le même (65 kilog. 200, 65 kilog.)

SOIXANTE–TROISIÈME OBSERVATION

Dyspepsie vomitante.

M. G..., charron, âgé de 57 ans, tempérament nervoso-bilieux, constitution affaiblie, père de quatre enfants qui se portent bien, fait remonter à douze années l'invasion des troubles dyspeptiques pour lesquels il vient faire un traitement à Vichy, le 23 juin 1877. Au début de la maladie : inappétence, flatulences et nausées; plus tard, vomissements alimentaires fréquents peu de temps après les repas, constipation.

Amaigrissement, teinte générale jaunâtre; ventre aplati, veines abdominales saillantes, varices à la cuisse gauche, tuméfaction non indurée à la région épigastrique gauche, paraissant avoir son siège vers le grand cul-de-sac stomacal. Volume du foie: diamètre vertical, 6 centimètres; la matité commence à 6 centimètres au-dessous du téton droit. Urines analysées le 24 juillet: claires, ambrées, sans dépôt, acides, densité 1024, se troublent par la chaleur, redeviennent claires par l'acide nitrique; la liqueur cupro-potassique y détermine un précipité verdâtre. Ce malade fait une cure insuffisante; jusqu'au 12 juillet, il a pris 13 bains, 7 douches et en moyenne 2 verres de la source Hôpital, par jour.

La digestion se fait mieux; plus de vomissements; les veines saillantes de l'abdomen ont disparu, la tuméfaction épigastrique est à peine sensible. Le foie donne, dans sa mensuration verticale, 8 cent. 1|2; la matité commence à 5 centimètres 1|2 du téton droit, l'augmentation du volume s'est faite surtout à la partie inférieure.

SOIXANTE-QUATRIÈME OBSERVATION

Dyspepsie vomitante.

M. T..., propriétaire, résidant dans le département des Basses-Alpes, a fait déjà une cure à Vichy en 1876 et est revenu, le 22 juin 1877, pour faire usage des eaux. Le 9 juillet, il vient réclamer mes conseils.

Le malade est âgé de 50 ans, d'un tempérament nervoso-bilieux, et d'une constitution affaiblie.

Depuis vingt ans, il souffre de dyspepsie et les vomissements sont devenus très-fréquents depuis deux années. Notons le commémoratif d'une coxalgie dans son jeune âge.

Nous le trouvons amaigri, découragé, très-préoccupé de son état maladif, dont les symptômes sont ceux de la dyspepsie vomitante. Les veines abdominales sont dilatées; le foie mesure à peine 5 centimètres; urines ordinaires, réaction acide, densité 1,030; rien par la chaleur; l'acide nitrique détermine une légère effervescence, fréquente chez les personnes qui ont déjà bu de l'eau minérale; rien par la liqueur cupro-potassique.

Diminution graduelle des phénomènes morbides jusqu'au 25 juillet, époque du départ de M. T..., dont le foie mesure alors 7 centimètres 1|2.

L'augmentation a été de 2 cent 1|2.

SOIXANTE-CINQUIÈME OBSERVATION

Dyspepsie vomitante.

M. B..., lieutenant de vaisseau, 35 ans, tempérament sanguin, constitution bonne, sans antécédents de famille, a toujours souffert de l'estomac.

A l'âge de quinze ans, il a été atteint d'hépatite aiguë, à la suite de laquelle les troubles digestifs ont été fréquents.

Il a contracté au Mexique, en 1863-64, des fièvres intermittentes et un engorgement considérable du foie. A la suite de ces affections, la dyspepsie a fait de nouveaux progrès.

Une cure à Vichy, en 1867, a produit une amélioration momentanée; mais, l'année suivante, ayant de nouveau contracté la fièvre intermittente en Corse; en 1872, ayant subi aux Antilles une nouvelle atteinte de fièvre paludéenne, M. B... a vu les troubles de l'estomac se développer et persister jusqu'au moment de son arrivée à l'Hôpital de Vichy (juillet 1877).

L'appétit est nul, tous les matins, se reproduisent des vomissements de matières glaireuses; après chaque repas, pesanteur d'estomac, éructations acides, vomissements fréquents, diarrhée, fatigue et somnolence. Le foie mesure 8 centimètres, légère hypertrophie de la rate.

Sous l'influence du traitement (41 verres Hôpital, 40 verres Grande-Grille, 18 bains, 11 douches) les phénomènes dyspeptiques ont graduellement disparu, les selles sont devenues régulières, le foie a augmenté de volume et mesure 9 centimètres 1|2.

SOIXANTE-SIXIÈME OBSERVATION

Dyspepsie vomitante.

M. R..., officier des bureaux de l'Intendance, 35 ans, tempérament bilioso-sanguin, constitution bonne, entre à l'hôpital de Vichy le 1er septembre 1877.

Cet officier, qui n'a jamais été malade jusqu'à l'apparition de la dyspepsie vomitante pour laquelle il a été envoyé aux eaux, n'accuse, ni du côté de ses parents, ni du côté de ses habitudes, de causes appréciables de sa maladie.

En 1871, le malade a eu d'abord des aigreurs, puis des éructations acides, puis des vomissements.

Les premiers symptômes se sont produits pendant environ deux ans, les seconds ont eu une durée d'une année, et enfin les vomissements, rares au début, se sont montrés presque après chaque repas.

Un séjour de cinq années en Algérie n'a fait qu'aggraver cet état dyspeptique. Cependant l'appétit s'est conservé, les selles sont restées régulières. A son arrivée, nous constatons un pouls lent, à 52, et un foie diminué de volume, ne mesurant que 7 centimètres de hauteur.

Le traitement a consisté en 80 verres de la source Hôpital, 15 bains et 12 douches.

L'état général s'est graduellement amélioré, les vomissements ont disparu, le foie mesurait, au 16 septembre, 8 centimètres 1|2 de hauteur, et le 23 septembre, 10 centimètres 1|2.

SOIXANTE-SEPTIÈME OBSERVATION

Dyspepsie vomitante.

M. D..., lieutenant de mobile, 29 ans, tempérament sanguin, constitution bonne, ne présente pas d'antécédents du côté de ses parents.

De légers excès de tabac et de boissons alcooliques sont les seuls signalés.

En 1869, il à été atteint d'un rhumatisme articulaire généralisé qui a duré quatre mois et s'est reproduit à la suite de la campagne de 1870-1871.

En outre, il a eu une variole suivie de diarrhée chronique. En 1874, fièvre continue qui a duré environ vingt jours, à la suite de laquelle ont apparu les symptômes dyspeptiques. Inappétence, pesanteur, à jeûn, au creux de l'estomac, somnolence après le repas, nausées fréquentes, vomissements rares, tels sont les troubles ressentis.

Une première saison à Vichy a été faite en 1876, et a produit une amélioration signalée par la disparition, pendant cinq mois, des symptômes dyspeptiques et par l'augmentation du volume du foie qui, au premier jour de la cure, mesurait 6 cent. 1|2, et 8 cent. à la fin du traitement.

Au mois de mai 1877, nouvelle atteinte rhumatismale et réapparition des digestions mauvaises; retour à Vichy au mois de juillet; hauteur du foie : 5 cent. 1|2. Traitement: 67 verres source Hôpital, 17 bains, 12 douches; amélioration: hauteur du foie, 8 centimètres 1|2.

SOIXANTE-HUITIÈME OBSERVATION.

Dyspepsie vomitante.

M. B..., capitaine en retraite, 58 ans, tempérament nervoso-bilieux, porte sur sa face amaigrie et terreuse, le cachet de la dyspepsie avec diminution du volume du foie.

Pas d'antécédents héréditaires, pas de maladies antérieures.

Le début de l'affection remonte à 15 ans; il a été brusque, signalé par des douleurs épigastriques violentes, par des vomissements alimentaires et glaireux. Ces symptômes reparaissaient tous les jours, avec régularité, vers cinq heures du soir, et irrégulièrement le matin.

Les médications les plus variées n'ont en rien modifié cet état.

M. B. accuse, en outre, une douleur fixe au niveau de la clavicule droite, douleur exaspérée par la pression et parfois assez vive pour empêcher le sommeil.

Il commence sa cure thermale le 1er août 1877. Le foie mesure alors 5 centimètres dans son diamètre vertical.

Dès le début, l'eau minérale, bien supportée, produit une amélioration notable. Au quatorzième jour, la douleur de l'épaule se montre avec une acuité qui nécessite une injection de morphine. Les vomissements ont disparu ; les mensurations successives du foie donnent : le 7, 5 centimètres 1|2, le 11, 8 centimètres, le 29, 11 centimètres.

SOIXANTE-NEUVIÈME OBSERVATION.

Dyspepsie vomitante.

M. G..., employé aux affaires indigènes de Cochinchine, 29 ans, tempérament sanguin, constitution bonne, séjourne depuis plus de huit années dans la colonie.

Il n'a jamais été malade en France, mais il a été atteint, en Cochinchine, d'une insolation qui a nécessité trente jours de traitement à l'hôpital ; de diarrhée légère et de fièvre intermittente, dont les accès sont revenus pendant six mois.

La dyspepsie a commencé en 1875 par des pesanteurs d'estomac, des éructations, quelques vomissements et de la constipation. Ces symptômes ont augmenté de violence progressivement et sont très-accentués, lorsqu'en septembre 1877, M. C. entre à l'hôpital thermal de Vichy.

Nous mesurons, le 1er septembre, le foie qui nous donne hauteur verticale 5 centimètres 1|2 et nous constatons un léger engorgement de la rate.

L'état du malade est de beaucoup meilleur, lorsque le 17 septembre nous trouvons au foie une hauteur de 9 centimètres, et l'amélioration est des plus considérable le 27, alors que le foie mesure 10 centimètres.

La cure s'est composée de 80 verres, source Hôpital, 16 bains et 11 douches.

SOIXANTE–DIXIÈME OBSERVATION.

Dyspepsie vomitante.

Service de M. le docteur Mourlon.

M. R..., officier de cavalerie, 43 ans, constitution bonne, tempérament sanguin, a subi les fatigues de l'expédition du Mexique.

Dans cette contrée, il a éprouvé des douleurs hépatiques suivies de vomissements et accompagnées d'une constipation opiniâtre. Dès lors, les troubles dyspeptiques ont été permanents et les vomissements se sont produits après chacun des repas jusqu'en 1877. Un premier traitement a été fait à l'hôpital de

Vichy l'année dernière et, au début de cette première saison, le foie mesurait 7 centimètres.

Le résultat de l'usage des eaux en 1877 a été l'amélioration et une augmentation du volume du foie égale à 4 centimètres. M. R. revient à Vichy le premier août 1878; il se plaint encore de quelques pesanteurs d'estomac à la suite des repas. Les vomissements sont devenus rares; il reste encore une constipation habituelle.

La percussion du foie fait constater un diamètre vertical de 9 centimètres.

Après un traitement de 30 jours, pendant lequel ont été pris 38 verres source Hôpital, 36 verres source Célestins, 18 bains et 11 douches, tous les symptômes dyspeptiques ont disparu. Une seule fois, dans les premiers jours de la cure, le vomissement s'est produit après le repas du soir.

Le 26 août le foie mesure 10 centimètres.

Perte de 2 kilog. dans le poids total du corps (74 kilog. 72 kilog.)

Avec ces soixante-dix premières observations détaillées, nous croyons avoir suffisamment indiqué la manière dont elles sont toutes prises et nous résumons dans le tableau ci-après les soixante-dix qui complètent notre nombre de cent quarante.

Des difficultés typographiques nous empêchent de joindre à ce tableau les colonnes relatives aux traitements antérieurs, à l'analyse des urines, aux complications et au poids des malades.

ABRÉVIATIONS DU TABLEAU.

TEMPÉRAMENT : S. *Sanguin.* — N. *Nerveux.* — B. *Bilieux.* — L. *Lymphatique.*

CONSTITUTION : B. *Bonne.* — F. *Forte.* — A. *Affaiblie.*

ANTÉCÉDENTS DE FAMILLE : Grav. *Gravelle.* — Rhum. *Rhumatisme.* — Hép. *Hépatite.* — Asth. *Asthmatique.* — Dysp. *Dyspeptique.*

MALADIES ANTÉRIEURES : F. *Fièvre.* — Int. *Intermittente.* — Dys. *Dyssenterie.* — Rhum. *Rhumatisme.* — C. *hépatiques. Crises hépatiques.* — Chol. *Choléra.*

CAUSES PRÉSUMÉES : V. séd. *Vie sédentaire.* — Alc. *Alcool.* — Alg. *Algérie.* — Mex. *Mexique.* — Herp. *Herpétisme.* — Arthrit. *Arthritisme.* — Héréd. *Hérédité.*

FORMES : F. *Flatulente.* — V^{se} *Vertigineuse.* — G. *Gastralgique.* Vte *Vomitante.* — B. *Bilieuse.* — C. *Céphalique.* — A. *Acide.*

POULS : R. *Régulier.* — L. *Lent.* — N. *Nerveux.* — F. *Faible.* I. *Irrégulier.*

RÉSULTAT : G. A. *Grande amélioration.* — A. *Amélioration.* — L. A. *Légère amélioration.*

INCIDENTS : Exc. *Excitation.* — Céph. *Céphalalgie.*

MÉDECIN TRAITANT : B. *Bintot.* — M. *Mourlon.* — D. *Derazey.*

Nos d'ordre.	PROFESSION ou CORPS.	Âge.	Tempérament.	Constitution.	ANTÉCÉDENTS DE FAMILLE.		MALADIES ANTÉRIEURES.	CAUSES PRÉSUMÉES.
					Père.	Mère.		
71	Rentière......	46	N.B.	B.	»	»	C. hépatiques.	Chagrin.
72	Rentier.......	47	N.L.	B.	»	»	Fièvre typhoïde.	Ictère.
73	Rentière......	63	S.	B.	»	»	»	Vie sédent.
74	Rentier......	52	N.L.	B.	Grav.	»	»	Vie sédent.
75	Général.	49	N.B.	B.	»	»	Fièvre interm.	F. int.
76	Capit. caval...	45	N.	A.	»	»	Ictère.	Ictère.
77	Soldat retraité.	61	L.N.	A.	»	»	Fièvre interm.	F. int.
78	Soldat infant..	24	N.	B.	Rhum.	»	Rhumatisme.	Rhum.
79	Off. sup. infant.	54	N.L.	F.	»	»	Fièvre interm.	F. int.
80	Capit. retraité.	46	N.	A.	»	»	»	Mauv.dent.
81	S.-off. gend...	37	N.L.	F.	Rhum.	Rhum.	»	Fatigue.
82	Capit. douane.	48	N.B.	B.	»	»	F. interm. chol.	Chagrin.
83	Capit. caval...	44	N.B.	B.	»	»	Fièvre interm.	F. int.
84	Off. sup. retr..	63	S.	B.	»	»	Fièvre interm.	F. int.
85	Cap. infant...	50	B.	B.	»	»	Fièvre interm.	F. int.
86	Cap. infant...	45	L.N.	B.	»	»	Dys. Rhum. F. int.	Algérie.
87	Général	56	N.L.	B.	»	»	Fièvre typhoïde.	Ictère.
88	Soldat........	25	N.	A.	»	»	Ictère.	F. int.
89	Interpr. retr...	55	N.S.	B.	»	»	Fièvre interm.	Rhum.
90	Capit. infant..	36	N.L.	A.	»	Hép.	Rhumatisme.	Dys.
91	Off. sup. caval.	40	N.	B.	»	Herp.	Dyssenterie.	Alg. v. séd.
92	Off. administr.	43	N.L.	A.	»	»	Toenia.	Siège Metz.
93	Capit. caval...	46	S.	F.	Hép.	Dysp.	Rhumatisme.	Colonies.
94	Adm. marine.	46	N.	B.	»	»	»	Herp.
95	Capit. infant..	42	S.	F.	»	Rhum.	Herpétisme.	Sperm.
96	Capit. retraité.	52	N.S.	A.	»	Paral.	Spermatorrhée.	Algérie.
97	S.-Intendant..	52	N.B.	A.	»	»	Ictère.	F. int.
98	Capit. caval...	43	S.	F.	»	»	Dyss. F. int. Sénég.	F. int.
99	Capit. infant..	42	S.	F.	»	»	Dys. F. interm.	Herp.
100	Cap. tr. équip.	40	S.	B.	Goutte.	»	»	Colonies.
101	Off. mar. retr.	58	N.S.	B.	»	»	»	Algérie.
102	Capit. infant..	47	N.L.	B.	»	»	Fièvre bilieuse.	F. int.
103	Off. sup. retr..	56	S.	B.	»	»	Fièvre interm.	F. int.
104	Off. caval.....	42	N.B.	B.	»	»	Fièvre interm.	Vie sédent.
105	Off. recrut....	55	S.	B.	Grav.	»	Gravelle.	Algérie.
106	Capit. infant..	47	S.N.	B.	»	»	»	Vie sédent.
107	Rentière......	58	S.N.	B.	»	»	Névralgie.	Chagrin.
108	Rentière......	62	N.B.	A.	»	»	»	Herp.
109	Rentière......	45	N.L.	A.	»	»	Herpétisme.	Herp.
110	Religieuse....	42	N.B.	A.	Rhum.	»	Eczéma.	Héréd.
111	Industriel.....	63	N.L.	B.	Asthm.	»	Emphysème.	Arthrit.
112	Rentière......	50	N.B.	B.	»	Goutte.	Fièvre interm.	Préoccup.
113	Industriel.....	34	S.	B.	»	»	»	Préoccup.
114	Agent d'affair.	55	N.L.	F.	»	»	Pertes séminales.	Vie sédent.
115	Comptable....	59	N.B.	B.	»	»	Ictère.	Dys.
116	Off. sup. caval.	41	N.S.	B.	»	»	Dyssenterie.	

No d'ordre.	Invasion de la maladie.	Formes.	Pouls.	Volume du Foie — Avant la cure.	Volume du Foie — Après la cure.	Verres d'eau.	Bains.	Douches.	Résultat du traitement.	Incidents de LA CURE.	Observations.	Nom du Médecin traitant.
71	15	G.	L.	6	8	76	20	»	A.	»	»	B.
72	10	F.	F.	6.5	9	64	16	9	A.	Lég. excit.	»	B.
73	20	F.	R.	6	8.5	52	18	8	A.	Indigestion.	»	B.
74	7	C.	N.	6	9	60	14	9	G.A.	»	»	B.
75	8	G.	R.	6	9	58	12	»	G.A.	»	»	M.
76	18	F.	R.	7	9	106	18	10	G.A.	»	»	D.
77	15	F.	R.	4.5	9	100	24	23	L.A.	»	»	D.
78	1	F.	R.	7	9	100	14	14	A.	Diarrhée.	»	B.
79	18	C.	R.	7	9	96	21	10	A.	»	»	D.
80	14	G.	R.	8	10	101	2	27	G.A.	»	»	D.
81	5	G.	R.	7	11	103	15	13	G.A.	Excitation.	»	B.
82	12	Vse	R.	7	8	62	17	11	A.	Laryngite.	»	B.
83	8	F.	60	7	9	82	13	13	G.A.	»	»	B.
84	4	F.	R.	8	9	58	14	11	G.A.	»	»	B.
85	14	F.	R.	6.5	10	79	17	11	A.	»	»	B.
86	11	F.	L.	7.5	9.5	71	17	11	G.A.	Indigestion.	»	B.
87	7	F.	60	7	9.5	60	13	5	A.	»	»	D.
88	2	F.	R.	8	11	66	20	»	A.	Crise Gast.	»	B.
89	8	F.	R.	5.5	9.5	76	17	8	A.	»	»	B.
90	5	G.	R.	6.5	8.5	40	17	11	A.	»	»	B.
91	17	F.	R.	8	9	42	20	»	A.	Diarrhée.	»	B.
92	10	B.	R.	5.5	9.5	56	27	»	G.A.	»	»	B.
93	8	F.	L.	8	9	83	18	11	A.	Courb. lég.	»	D.
94	6	F.	80	6.5	10.5	79	17	11	G.A.	Cong. céph.	»	B.
95	6	F.	72	7.5	12	85	15	14	A.	»	»	B.
96	6	Vse	R.	6	10	70	16	9	A.	»	»	D.
97	22	C.	R.	7	8.5	80	18	8	G.A.	Excitation.	»	B.
98	25	F.	R.	7	10	53	17	6	A.	Céphalalgie.	»	B.
99	12	F.	R.	7.5	9.5	70	19	4	G.A.	Eczéma.	»	B.
100	8	F.	L.	7.5	9	84	16	12	G.A.	»	»	B.
101	12	F.	R.	6.5	8.5	48	19	»	G.A.	Diarrhée.	»	B.
102	15	F.	L.	7.5	10.5	80	17	12	G.A.	»	»	B.
103	9	F.	R.	6	9.5	70	16	9	G.A.	»	»	B.
104	2	G.	R.	6	7	66	14	7	A.	Diarrhée.	»	B.
105	7	F.	R.	7	9	58	23	»	A.	»	»	B.
106	6	F.	R.	7	9	78	18	9	G.A.	Bronchite.	»	B.
107	14	F.	R.	7	7.5	48	9	8	L.A.	Bronchite.	»	B.
108	15	F.	R.	6	8.5	37	6	»	L.A.	Indigestion.	»	B.
109	7	F.	R.	7	8	47	20	»	A.	Diarrhée.	»	B.
110	10	G.	N.	7	8	42	19	»	A.	»	»	B.
111	12	F.	I.	7	8.5	38	4	»	A.	»	»	B.
112	15	G.	R.	5	7	40	14	5	A.	»	»	B.
113	1	F.	R.	7	9	67	21	»	G.A.	»	»	B.
114	25	Vse	R.	7	8.5	58	13	4	G.A.	Indigestion.	»	B.
115	4	F.	R.	6.5	8.5	45	18	»	G.A.	Diarrhée.	»	B.
116	10	F.	R.	6.5	8.75	48	13	5	G.A.	»	»	B.

Nos d'ordre.	PROFESSION ou CORPS.	Age.	Tempérament.	Constitution.	ANTÉCÉDENTS DE FAMILLE.		MALADIES ANTÉRIEURES.	CAUSES PRÉSUMÉES.
					Père.	Mère.		
117	Off. administr.	48	N. L.	B.	Dysp.	»	Fièvre typhoïde.	Mexique.
118	Off. marine ...	49	S.	F.	»	»	Dyssenterie.	Dys.
119	Brig. gend....	44	N.	B.	Rhum.	Asthm.	Fièvre interm.	F. int.
120	Off. sup. génie.	48	N. S.	B.	»	»	Fièvre interm.	Colonies.
121	Empl.mre.maze	48	N. L.	B.	»	»	»	Vie sédent.
122	S.-Off. caval..	41	S.	B.	»	»	Empois. émétique.	Fatigue.
123	Capit. infant..	39	N.	B.	»	uncle diab	»	Héréd.
124	Capit. infant..	43	S.	B.	»	»	Fièvre interm.	F. int.
125	Off. sup. artill.	44	S.	F.	»	»	Traumatisme.	Algérie.
126	Capit. infant..	37	N. L.	B.	»	»	Fièvre interm.	F. int.
127	Inspect. douan.	48	S.	B.	»	»	»	Algérie.
128	Capit. retraité.	65	N. S.	B.	»	»	Fièvre interm.	F. int.
129	Capit. infant..	30	S.	B.	»	»	Dyssenterie.	Fatigue.
130	Capit. retraité.	65	S.	B.	»	»	Fièvre interm.	F. int.
131	Capit. infant..	35	S.	B.	Gast.	»	»	Japon.
132	Recev. partic.	41	N. S.	F.	Asthm.	»	»	Mex. v.séd.
133	Industriel.....	29	N. L.	B.	»	Tuberc.	Gastro-entérite.	Vie sédent.
134	Domestique ...	27	N. L.	B.	»	Dysp.	Vomissements.	Fatigue.
135	Négociante...	42	N. L.	B.	»	»	Ostéite.	Hép.
136	Rentière......	58	S.	F.	»	»	Rhumatisme.	Rhum.
137	Rentière......	35	N. B.	A.	»	»	Névralgie faciale.	Mauv.dent.
138	Off. artillerie.	41	N.	B.	»	»	»	Tab. alc.
139	Interpr. milit.	50	N. B.	A.	Asthm.	»	Fièvre interm.	F. int.
140	Notaire.......	40	N. S.	B.	»	»	Rougeole.	»

Nous basant sur les observations précédentes et sur le tableau qui résume les principaux traits de soixante-dix cas, nous allons essayer de donner une description de la dyspepsie avec diminution du volume du foie.

DÉFINITION.

Il n'est pas douteux que les phénomènes observés ne se rapportent à un état dyspeptique et que cet état ne soit au moins en coïncidence avec une diminution

Nᵒˢ d'ordre.	Invasion de la maladie.	Formes.	Pouls.	VOLUME DU FOIE		TRAITEMENT			Résultat du traitement.	INCIDENTS de LA CURE.	Observations.	Nom du Médecin traitant.
				avant la cure.	après la cure.	Verres d'eau.	Bains.	Douches.				
117	16	A.	R.	6	9.5	71	18	10	G.A.	»	»	B.
118	15	F.	R.	7.5	8.5	60	14	8	A.	Diarrhée.	»	B.
119	3	G.	R.	6.5	11	92	16	13	A.	»	»	D.
120	12	G.	R.	8	9.5	64	23	5	A.	»	»	B.
121	1	Vˢᵉ	L.	7.5	10	60	17	»	A.	»	»	B.
122	7	F.	R.	7	12	95	18	12	L. A.	Diarrhée.	»	D.
123	6	G.	R.	7	10	65	15	8	G.A.	»	»	M.
124	9	F.	R.	8	8.5	77	27	»	G.A.	Bronchite.	»	B.
125	21	Vᵗᵉ	N.	6	9.5	56	12	»	A.	Bronchite.	»	B.
126	6	F.	R.	7	9.5	75	18	4	A.	»	»	B.
127	10	F.	R.	7	9	48	17	»	G.A.	Bronchite.	»	B.
128	16	F.	L.	7.5	9.75	40	15	»	A.	»	»	B.
129	2	F.	R.	6	8	74	15	14	G.A.	»	»	B.
130	15	B.	R.	6	8	43	25	»	A.	»	»	B.
131	8	F.	R.	8	9	71	22	3	G.A.	»	»	B.
132	8	F.	R.	6.5	9.5	75	15	10	G.A.	Diarrhée.	»	B.
133	5	F.	R.	4.5	7	40	17	»	A.	»	»	B.
134	10	Vᵗᵉ	R.	5	9	46	14	10	A.	»	»	B.
135	9	F.	R.	5.5	8	42	14	»	A.	»	»	B.
136	18	G.	R.	5.5	7.5	47	10	10	A.	»	»	B.
137	10	F.	R.	6	7	56	24	»	A.	Erysipèle.	»	B.
138	11	F.	R.	8	12	74	15	9	L. A.	Hydroc.	»	M.
139	12	F.	64	5	7.5	42	11	4	A.	»	»	B.
140	4	F.	R.	5.5	9.5	48	12	10	G.A.	Diarrhée.	»	B.

de l'organe hépatique. Il est évident que les phénomènes dyspeptiques vont s'effaçant avec le retour à
l'état normal de la glande productrice de la bile.

Il n'est pas douteux que la maladie n'est pas occasionnée par une autre affection, car nous avons
toujours, avec le plus grand soin, recherché dans tous
les autres appareils les lésions ou troubles qui pour-
raient être considérés comme cause de ces dyspepsies.

En outre, comme chez beaucoup de nos malades, le

foie n'a manifesté directement aucun signe de maladie locale, nous nous croyons autorisé à dénommer dyspepsies ces états morbides.

ANATOMIE.

Aucune nécropsie ne nous a permis, jusqu'à ce jour, de soumettre à l'examen microscopique le tissu du foie ainsi modifié. Nous nous bornerons donc à donner quelques détails histologiques, empruntés surtout à l'ouvrage de MM. Cornil et Ranvier, afin d'expliquer quelques symptômes et d'appuyer les hypothèses que nous croyons pouvoir poser sur la nature de la maladie.

Le foie est composé de lobules dans lesquels les cellules hépatiques sont mises en rapport avec le sang de la veine-porte. Le lobule ou îlot-hépatique présente une forme sphérique ou polygonale par pression réciproque. Ces lobules sont appendus aux divisions de la veine hépatique, comme des lobules glandulaires à leurs conduits excréteurs.

Les lobules sont en contact les uns avec les autres, séparés seulement par les ramifications de la veine-porte, des canaux biliaires et de l'artère hépatique interlobulaire, accompagnés d'un peu de tissu conjonctif.

Les vaisseaux biliaires naissent dans le lobule hépatique par un réseau de fins canalicules formant des mailles étroites et en contact avec toutes les cellules hépatiques.

Ces canalicules se jettent dans les conduits biliaires interlobulaires et forment des troncs plus volumineux qui accompagnent les branches de la veine-porte.

Les deux principaux troncs s'unissent dans le sillon transverse du foie pour former le canal hépatique, lequel se continue, d'une part, dans le canal cholédoque jusqu'à la surface interne du duodénum et, d'autre part, dans le canal cystique jusqu'à la vésicule biliaire.

Tous ces canaux sont pourvus de petites glandes simples ou composées, constituées par des vésicules arrondies ou allongées qui s'ouvrent dans le conduit biliaire.

Une partie des vaisseaux du foie forme le système de la veine-porte qui, prenant ses racines dans tous les viscères abdominaux servant à la digestion, arrive à la scissure transverse du foie et là se divise en deux branches, droite et gauche (veine-porte hépatique).

L'artère hépatique, branche du tronc cœliaque, fournit la pylorique et la gastro-épiploïque.

Les nerfs du foie viennent 1° du système cérébro-rachidien (pneumo-gastrique droit) ; 2° du système des ganglions du plexus-hépatique émanant du plexus-solaire.

Ajoutons que les dernières recherches physiologiques tendent à établir les cellules hépatiques comme formant un appareil glycogénique et les voies biliaires comme sécrétant seules la bile au moyen de leurs glandes.

Les fonctions physiologiques du foie sont multiples et peuvent se résumer comme il suit :

1° Formation du glycogène, lequel contribue au maintien de la chaleur animale, à la nutrition du sang et des tissus et au développement des leucocytes.

2° Métamorphose destructive des matières albuminoïdes, formation de l'urée et autres matières azotées qui sont ultérieurement éliminées par les reins : ces phénomènes chimiques contribuant également à la production de la chaleur animale.

3° Sécrétion de la bile qui est réabsorbée dans sa plus grande partie ; qui, d'autre part, concourt à l'assimilation de la graisse et des peptones et dont une partie excrémentielle vient au contact de l'intestin, en stimule les mouvements péristaltiques et y prévient la putréfaction (Murchison).

SYMPTOMES.

Nous ne rappellerons pas ici les phénomènes énumérés dans notre travail sur les dyspepsies et qui se rencontrent, presque tous, dans les divers cas relatés. Quelques-uns cependant doivent être particulièrement signalés.

Volume du foie. — Lorsque le foie a présenté un diamètre vertical inférieur à 8 centimètres 1/2, nous avons admis la diminution du volume normal et nous avons constaté les troubles résultant, pour la digestion, de cette altération de l'organe.

Cette constatation basée sur les données de nos tableaux de mensuration enlève beaucoup de sa valeur,

disons-le en passant, à la proposition de Sœmmering :
quo sanior homo eo minus ejus hepar est.

L'ordre de fréquence dans lequel se trouvent ces
diminutions est relaté au tableau de la page 52, dans
lequel nous trouvons :

Diminution de volume de 0,07 quarante-une fois,
de 0,06 vingt-huit fois, de 0,065 dix-neuf fois, de
0,075 seize fois, de 0,08 quatorze fois, de 0,05,5 dix
fois, de 0,05 neuf fois, de 0,045 trois fois.

Pouls. — Dans vingt-deux cas, nous avons noté un
ralentissement dans les battements de la radiale qui
ne donnait plus que de 52 pulsations (minimum) à 62
(maximum).

Facies. — Chez les malades atteints depuis longtemps de troubles dyspeptiques arrivés à une intensité
considérable, nous rencontrons un facies que nous
pouvons nommer caractéristique, tant à cause de
l'amaigrissement et des rides profondes du visage,
qu'à raison de la teinte pâle, sale, terreuse que présente la peau de la face.

Flatulences. — A l'occasion de ces productions
gazeuses si fréquentes chez nos dyspeptiques, nous
devons remarquer que, chez ceux-là surtout qui font
l'objet de notre étude, nous rencontrons cette sensation de gaz *roulant* dans l'intestin, provoquant des
malaises qui vont jusqu'à la dyspnée et l'anxiété, et
cela, non parce que le ballonnement du ventre est
considérable, mais parce que ces gaz, au dire des

10

malades, « ne peuvent s'échapper ni d'un côté, ni de l'autre ».

Urines. — Rien de variable comme l'aspect que présentent les urines ; tantôt normales, tantôt copieuses, tantôt peu abondantes, boueuses, chargées d'acide urique qu'elles laissent déposer, ou d'urates qui forment un cercle rougeâtre adhérant au vase.

Deux particularités ont appelé notre attention :

1° De temps à autre surviennent des urines claires, limpides, très abondantes, ressemblant, de tous points, à des urines hystériques, et cela chez les malades du sexe masculin ;

2° Nous avons, plus d'une fois, d'une manière certaine, constaté la présence temporaire de l'albumine et du sucre (14 fois) en petite quantité.

Hypochondrie. — Les troubles moraux accompagnent bien souvent ces dyspepsies spéciales ; c'est avec elles surtout que s'observent, chez nos malades, cette surexcitation nerveuse, cette exaltation, cette mobilité dans les idées, ces préoccupations constantes, ces frayeurs, ces impatiences, cette concentration des pensées sur leurs malaises, ce doute des forces, ces sombres pressentiments, cette conviction que leur maladie est extraordinaire et inconnue du médecin ; troubles qui mettent à néant cette opinion de quelques auteurs, que l'hypochondrie est caractérisée par l'augmentation du volume du foie.

Marche de la maladie. — Chez un certain nombre de nos dyspeptiques, le début a été brusque, se dessinant par des vomissements, sans causes connues ; chez le plus grand nombre, les phénomènes dyspeptiques se sont graduellement produits à la suite de maladies auxquelles il était possible de les rapporter.

La durée de cette affection est longue, elle épuise la patience des malades et les ressources thérapeutiques du médecin. Dans plus de la moitié des cas, nous la trouvons variant entre cinq et quinze années ; maximum à 6, 8, 10, 12 et 15 ans, c'est-à-dire avec des chiffres dépassant de beaucoup ceux inscrits dans la dyspepsie simple.

Formes. — La prédominance d'un symptôme nous a servi à déterminer les formes revêtues par nos dyspepsies ; ainsi que l'indique le résumé numérique ci-dessous, la forme flatulente est, de beaucoup, la plus nombreuse se rencontrant dans plus de la moitié des cas relatés :

Flatulente, 75. — Gastralgique, 25. — Vomitante, 14. — Vertigineuse, 9. — Flatulente et vertigineuse, 7. — Entéralgique, 3. — Céphalique, 3. — Bilieuse, 2. — Acide, 1. — Gastralgique et vertigineuse, 1.

CAUSES.

La profession ou l'arme à laquelle appartiennent nos dyspeptiques ne nous donnent que d'assez vagues renseignements ; il est constant toutefois que les emplois sédentaires, nécessitant un travail intellectuel ou de bureau, s'y présentent en plus grand nombre.

Tempérament. — Chez des malades qui, presque tous, sont atteints depuis de longues années, il n'est pas toujours facile de trouver le caractère exact du tempérament primitif. Nous l'avons noté au jour de notre première visite et nous le donnons ici sans y ajouter une importance bien grande.

Le tempérament sanguin (39) prédomine; après lui viennent, avec des chiffres égaux, les tempéraments bilioso-nerveux (31), nervoso-lymphatique (31), puis le nerveux (21), le nervoso-sanguin (16), bilieux (1).

Constitution. — Bonne, 90. — Affaiblie, 29. — robuste, 21.

Age. — L'âge de nos malades, déclaré au début du traitement, indique : de 40 à 45 ans (32). — De 45 à 50 (26). — De 35 à 40 (20). — De 55 à 60 (20). — De 50 à 55 (19).— De 60 à 65 (10). — De 25 à 30 (6). — De 30 à 35 (4).— De 23 à 25 (3).

MALADIES DES PARENTS.

Dans 93 cas nous ne trouvons aucun antécédent de famille.

Parmi les affections dont étaient atteints les père et mère de nos malades, nous signalerons en première ligne, le rhumatisme qui se rencontre 7 fois chez le père, 4 fois chez la mère ; la goutte 4 fois chez le père, 4 fois chez la mère ; la dyspepsie 1 fois chez le père, 7 fois chez la mère ; l'asthme 3 fois chez le père, 2 fois chez

la mère ; le diabète, 2 fois chez la mère ; la gastralgie
2 fois chez le père ; l'herpétisme 1 fois chez le père, 1
fois chez la mère ; l'hépatite 1 fois chez le père, 1 fois
chez la mère ; la gravelle 2 fois chez le père ; enfin,
1 fois chez le père la dyssenterie, la myélite ; chez la
mère la paralysie, la tuberculose et l'état névropathique.

MALADIES ANTÉRIEURES.

38 de nos dyspeptiques déclarent n'avoir jamais été
atteints de maladies antérieures ; les 102 autres nous
indiquent au premier rang la fièvre intermittente 38
cas, puis le rhumatisme 14 cas, la dyssenterie 14 cas,
la fièvre typhoïde 9 cas, l'hépatite 6 cas, l'herpétisme
5 cas, l'ictère 4 cas, le traumatisme 3 cas, la spermatorrhée 2 cas, le tœnia 2 cas, la diarrhée chronique 2
cas, l'eczéma 2 cas, les affections de la peau 3 cas, la
goutte 2 cas, et en dernier lieu des unités peu impor-
tantes complètant un chiffre total de 117 dont 15
doubles.

CAUSES PRÉSUMÉES.

Nous appelons ainsi les maladies ou mauvaises
conditions hygiéniques qui ont immédiatement précédé l'apparition des troubles dyspeptiques et qui
peuvent logiquement être considérées comme causes
déterminantes.

En première ligne se présente la fièvre intermittente

(30) puis la vie sédentaire (16), les fatigues de la profession (16), le séjour dans les pays chauds (11), le séjour en Algérie (13), les chagrins (11), le rhumatisme (9), l'herpétisme (5), l'hépatite (5), la dyssenterie (4), le travail de bureau (4), l'ictère (3), les excès d'alcool (3), l'hérédité (3), l'arthritisme (2), la mauvaise dentition (2), la goutte (1), la spermatorrhée (1), le traumatisme (1).

L'étiologie de cette dyspepsie spéciale, examinée au point de vue de la classification que nous désirons établir dans ces états morbides, nous fait placer dans une première catégorie, c'est-à-dire dans celle qui comprend les lésions ou troubles primitifs et simples du tube digestif, la plus grande partie des cas par nous observés (76).

La deuxième catégorie ne contient que 14 cas; la quatrième en réunit 47.

Trois cas ayant pour cause l'hérédité échappent à notre classification par défaut de renseignements suffisants sur les causes de l'affection des parents.

DIAGNOSTIC DIFFÉRENTIEL.

Nous ne reviendrons pas sur les diagnostics différentiels qui se trouvent dans la partie de notre travail relative aux dyspepsies simples. La diminution du volume du foie qui se rencontre dans d'autres affections, doit seule ici attirer notre attention.

La *cirrhose atrophique* est la maladie qui pourrait

être surtout confondue avec nos dyspepsies. Mais, dans cette cirrhose avec atrophie considérée comme irrémédiable des cellules hépatiques, ayant pour causes les plus ordinaires l'alcoolisme et la syphilis, les troubles de la circulation abdominale viennent plus rapidement et aboutissent à l'ascite. En outre, la marche de l'affection est plus prompte, et un symptôme constant se présente, c'est l'augmentation du volume de la rate. Enfin le traitement thermal aggrave la cirrhose atrophique.

Dans l'*atrophie jaune aiguë du foie* (ictère grave, typhoïde ou hémorrhagique) le symptôme jaunisse, la diminution rapide du volume du foie, l'engorgement de la rate, les vomissements de bile et de sang, la marche rapide de la maladie, nous paraissent des signes suffisants pour différencier cette grave affection des dyspepsies dont nous nous occupons.

Quant aux affections cancéreuses du foie dans lesquelles se présente parfois une diminution du volume de l'organe, la palpation, en faisant constater des indurations bosselées du tissu hépatique, établit avec la teinte jaune pâle caractéristique, une distinction suffisante.

PRONOSTIC.

Notre expérience pratique, relativement à la dyspepsie avec diminution du volume du foie, est trop courte pour que nous puissions formuler une opinion définitive à l'endroit du pronostic.

Nous trouvons chez la plupart de nos malades une longue série d'années de souffrances et cependant la constitution n'est affaiblie que dans le cinquième du nombre total. Chez quelques-uns même elle s'est conservée avec tous les caractères de la force.

Nous croyons pouvoir dire que, sans être d'une gravité exceptionnelle, ce pronostic est cependant sérieux, car la maladie devient cause d'une débilité organique qui laisse libre action à toutes les influences pathogéniques.

Ces états dyspeptiques créent une existence tourmentée, insupportable par les malaises sans nombre qui les accompagnent et surtout par le peu d'intérêt sympathique que témoignent les personnes de l'entourage, lesquelles ne voient souvent dans ces malheureux que des malades imaginaires. Cette idée erronée est d'autant plus fréquente que bon nombre de nos dyspeptiques conservent les apparences de la santé.

COMPLICATIONS.

Les complications notées dans nos observations ne contre-indiquaient en rien, pour la plupart, le traitement par l'eau minérale.

Il n'en est pas toujours ainsi. Notre mémoire nous fournit quelques faits en dehors de notre travail actuel, lesquels, tout en confirmant l'efficacité de l'eau de Vichy, relativement à la dyspepsie avec diminution du foie, nous forcent à faire, non seulement des réserves, mais une prohibition complète du traitement thermal.

Nous voulons parler de sujets chez lesquels des symptômes commençant de paralysie progressive et d'ataxie locomotrice, n'ont pas permis d'insister sur l'usage de l'eau minérale qui amenait une aggravation de ces maladies.

Dans la soixante-huitième observation, il est question d'une névralgie intercostale supérieure droite qui, à un moment donné, a nécessité une injection hypodermique et qui a disparu avec la maladie à laquelle elle se rattachait sans doute.

L'emphysème pulmonaire qui existe chez les malades des septième et cent-onzième observations n'a donné lieu, ni pendant, ni après la cure, à aucun phénomène aiguë.

Les six légères augmentations du volume de la rate des observations 39, 58, 65, 77, 78, 98, doivent être rapportées à la fièvre intermittente et au séjour prolongé dans les pays chauds ; elles avaient disparu à la fin de la cure.

Les pertes séminales, accident dont se plaignait le sujet de la 96ᵉ observation, sont le plus souvent passibles du traitement par l'eau minérale ; elles tenaient surtout, ici, à un état de débilité générale qui a fait place à une reconstitution supprimant cette nouvelle cause d'épuisement.

La bronchite chronique de l'observation n° 45 n'a pas davantage résisté. A cette occasion nous pouvons affirmer que l'eau de Vichy, prudemment administrée, donne, même dans les bronchites spécifiques au premier degré, des résultats en opposition avec les idées reçues.

Quant à l'engorgement des parois stomacales, qui se rencontre dans la soixante-troisième observation, il est assez fréquent chez nos malades de Vichy et le résultat de la cure est, dans ce cas, toujours le même, amélioration ou guérison. Du reste, c'est surtout dans les gastriques chroniques que ce symptôme est observé.

INCIDENTS.

Avec un traitement sagement conduit, les incidents de la cure thermale deviennent très-rares et, cependant, nous rencontrons, dans 46 cas, des malaises qui viennent entraver l'administration de l'eau minérale.

Plus de la moitié de ces incidents sont dus à l'imprudence des malades.

La diarrhée s'est présentée 18 fois, la bronchite 7 fois, les indigestions 5 fois, les excitations 5 fois.

TRAITEMENT.

Traitement antérieur. — Toutes les médications ont été mises en usage chez nos anciens dyspeptiques et n'ont amené que des soulagements rares et passagers.

Ceux d'entre-eux qui, antérieurement à notre observation, ont été soumis au traitement thermal de Vichy, ont, d'une manière évidente, obtenu des résultats favorables. Nous avons la preuve de cette assertion en comparant les progrès résultant des cures faites en 1876 et 1877. Sur 62 de nos malades ayant fait usage des eaux à une époque antérieure, 38 ont eu pour résultat une grande amélioration.

Traitement thermal. — C'est le traitement rationnel et efficace par excellence. L'eau prescrite en boisson a été généralement donnée à doses très-faibles au début, afin d'essayer la susceptibilité du malade et de faciliter, avec sa digestion rapide, son action médicatrice.

Quant au choix de la source, il a porté surtout sur les sources chaudes. L'eau de la source de l'Hôpital a été généralement bien supportée, mais, selon les idiosyncrasies, selon les complications, selon les incidents de la cure, nous avons eu recours à la Grande-Grille, au puits Chomel, parfois même au puits Lardy.

Le minimum des verres d'eau composant la cure a été de trente-sept, le maximum de cent-onze, et la moyenne prise sur la totalité des traitements nous donne un chiffre de soixante-neuf.

Bains minéraux. — Les bains ont été recommandés d'une durée variable entre trente et quarante-cinq minutes, d'une température tiède ne donnant au malade, au moment de l'immersion, aucune sensation de chaud ni de froid. Ils ont été employés par tous nos dyspeptiques à l'exception d'un seul atteint de bronchite chronique.

La moyenne, par traitement, a été de seize.

Douches d'eau minérale. — C'est aux douches tièdes que nous donnons ici la préférence, avec un jet d'intensité moyenne. En même temps que la douche généralisée en pluie baigne le malade, nous frappons successivement, avec le jet, toutes les parties du corps en épargnant toutefois la tête, l'abdomen et le creux épigastrique, et en insistant plus spécialement sur les parties latérales droite et postérieure du tronc : souvent nous prescrivons de terminer par un jet chaud sur les pieds et sur la partie inférieure des jambes. La durée de ces douches ne doit pas dépasser trois minutes. Le chiffre moyen a été de sept par malade.

Douche ascendante d'eau minérale. — Lorsqu'une constipation persistante nous a obligé d'avoir recours à ce moyen, nous avons eu à nous louer du résultat, car, sans provoquer de coliques, à la condition d'être prises en quantité modérée, ces douches ont facilité, pour quelques jours, les évacuations alvines.

RÉSULTAT DU TRAITEMENT.

Augmentation du volume du foie. — La modification produite par la cure sur le tissu de l'organe hépatique a été dans tous les cas, rendue sensible à la percussion. Elle s'est manifestée parfois après huit ou dix

jours de cure thermale, d'autres fois elle n'a été constatée que vers le milieu de la cure; dans des cas rares
elle s'est fait attendre jusqu'aux derniers jours de la
saison. Chez presque tous les malades, elle est allée
progressivement en augmentant; mais il nous a été
possible de remarquer, à la suite d'aggravation provenant d'imprudence du malade, un temps d'arrêt, voire
même une rétrogradation.

Les mensurations, prises alors que le malade était
sur le point de quitter la station thermale, ont fait
constater une augmentation du volume du foie variant
entre un et six centimètres dans l'ordre de fréquence
ci-indiqué :

2 centimètres (29), 2 centimètres et demi (22), 3 centimètres (18), 3 centimètres et demi (17), 4 centimètres
(17), 1 centimètre (16), 1 centimètre et demi (9),
4 centimètres et demi (5), 5 centimètres (3), 5 centimètres et demi (1), 6 centimètres (1).

Il en résulte que, chez cent trente-huit dyspeptiques,
l'augmentation a oscillé entre un centimètre et quatre
centimètres.

Résultats généraux. — Pour ce qui touche à la
disparition ou à la diminution des troubles dyspeptiques, à la reconstitution du malade, nous avons
énoncé les résultats obtenus sous les titres d'*amélioration* et *grande amélioration ;* nous abstenant de pro-
noncer le mot *guérison* qui est cependant justifié pour
quelques-uns et le sera pour beaucoup, nous en avons

la conviction, par les résultats *consécutifs* qui nous serons connus plus tard.

Voici comment se comportent numériquement nos résultats :

Grande amélioration, 74 dont 38 avaient fait antérieurement usage des eaux ; *amélioration,* 60 dont 23 avaient déjà fait la cure de Vichy ; *légère amélioration,* 6.

Le résumé de nos pesées de malades faites avant et après la cure nous paraît peu intéressant pour la courte période du séjour à Vichy. Sur 74 baigneurs qui sont passés à la balance, 11 n'avaient ni gagné ni perdu, 30 avaient eu une augmentation de poids et 33 une diminution. L'addition des bénéfices et des pertes démontre une compensation se traduisant par une moyenne de 1 k. 400 en plus ou en moins.

Nous pensons que plusieurs cures, bien dirigées, sont nécessaires pour amener une complète guérison, et nous réclamons de nos malades le retour pendant plusieurs années à notre station thermale.

Nous recommandons aussi de faire, de temps à autre, dans l'intervalle, de petites cures supplémentaires par l'eau de Vichy transportée, et ce sont, pour ces petits traitements, les sources froides qui ont notre préférence. Nous exprimons en même temps le désir de voir nos dyspeptiques s'abstenir de toute médication, à moins de nécessité urgente constatée par leur médecin, mais de se soumettre scrupuleusement à une hygiène alimentaire particulière, à des exercices actifs et aux soins spéciaux qu'exige leur état, selon les cas.

NATURE DE LA MALADIE.

Nous avons réservé pour la fin de notre étude les considérations que nous suggèrent les causes, la marche et le traitement de ces affections.

La diminution du volume du foie ne nous paraît pas avoir une cause identique chez tous nos malades. Nous pouvons bien adopter partiellement, surtout pour les rhumatisants, l'explication fournie par Niemeyer. Nous rappelons que la lésion décrite par cet auteur consiste en une végétation du tissu conjonctif, donnant naissance à des éléments nouveaux de ce tissu, effaçant peu à peu le tissu du parenchyme.

Un des motifs qui nous font rejeter, pour tous les cas, cette opinion aussi tranchée, c'est que, d'une part, selon plusieurs anatomistes, la capsule de Glisson se perd avant d'arriver à la périphérie des lobules hépatiques, et, d'autre part, tout en comprenant qu'il peut y avoir production anormale de tissu conjonctif, nous ne concluons pas à une atrophie persistante, à la mort des cellules, mais seulement à une diminution ou perversion de la sécrétion biliaire par gêne des éléments.

Pour la plupart des cas par nous observés, il nous paraît plus logique de supposer un trouble des fonctions physiologiques de l'organe, déterminant une atrophie momentanée des cellules et des canaux hépatiques et donnant lieu à une affection curable.

L'aphorisme, *naturam morborum curationes ostendunt*, a, dans ces deux hypothèses, son application relativement à la cure thermale.

Nous avons trop souvent été témoin de la disparition de tuméfactions cellulo-fibreuses, à la suite du traitement de Vichy pour nier l'action des eaux dans la première hypothèse et, d'autre part, les nombreuses guérisons obtenues dans les cas de dyspepsies simples nous démontrent suffisamment l'efficacité de l'eau minérale pour le rétablissement physiologique des fonctions de l'appareil digestif.

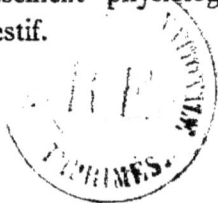

TABLE DES MATIÈRES

Dyspepsies traitées à l'Hôpital thermal militaire.

Pages

INTRODUCTION 1
Définition....................................... 5
Anatomie....................................... 7
Symptômes 9
Symptômes sympathiques........ 14
Diagnostic différentiel........................... 16
Statistique..................................... 19
Etiologie 33
Indication du traitement de Vichy........... 37

Dyspepsies avec diminution du volume du foie.

INTRODUCTION 41
Mensuration du foie.............. 44
Tableau de la mensuration chez 219 malades.......... 49
Tableau de la mensuration dans les dyspepsies simples.. 50
Tableau de la mensuration dans l'hépatite et les engor-
    gements abdominaux........................... 51
Tableau de la mensuration dans les dyspepsies avec dimi-
    nution du volume du foie 52
1re *observation*. Dyspepsie flatulente. — Migraines fré-
               quentes....................... 53
11°   —   Dyspepsie gastralgique. — Troubles
               névropathiques................. 60
111e   —   Dyspepsie avec crises gastralgiques très-
               intenses 66

Pages

IVe *observation*. Dyspepsie et gastralgie. — Etat névropathique   68

V^e   —   Dyspepsie gastralgique. — Névropathie générale.   70

VIe   —   Dyspepsie avec crises gastralgiques. .   72

VIIe   —   Dyspepsie gastralgique.   73

VIIIe   —   Dyspepsie avec crises gastralgiques. .   74

IXe   —   Dyspepsie avec crises gastralgiques. .   75

X^e   —   Dyspepsie gastralgique   76

XIe   —   Dyspepsie gastralgique.   77

XIIe   —   Dyspepsie gastralgique.   78

XIIIe   —   Dyspepsie gastralgique.   79

XIVe   —   Dyspepsie gastralgique et vertiges . .   80

XVe   —   Dyspepsie flatulente avec crises gastralgiques.   81

XVIe   —   Dyspepsie entéralgique.   83

XVIIe   —   Dyspepsie entéralgique avec diarrhée.   84

XVIIIe   —   Dyspepsie avec entéralgie.   85

XIXe   —   Dyspepsie vertigineuse.   86

XXe   —   Dyspepsie vertigineuse.   87

XXIe   —   Dyspepsie flatulente. — Vertiges . . .   88

XXIIe   —   Dyspepsie vertigineuse   89

XXIIIe   —   Dyspepsie vertigineuse   90

XXIVe   —   Dyspepsie vertigineuse   91

XXVe   —   Dyspepsie vertigineuse   92

XXVIe   —   Dyspepsie flatulente et vertigineuse.   93

XXVIIe   —   Dyspepsie flatulente et vertigineuse.   93

XXVIIIe   —   Dyspepsie flatulente et vertigineuse.   94

XXIXe   —   Dyspepsie flatulente avec vertiges. . .   97

XXXe   —   Dyspepsie flatulente, vertiges et névralgie faciale.   98

XXXIe   —   Dyspepsie flatulente, vertiges.   99

XXXIIe   —   Dyspepsie flatulente.   100

XXXIIIe   —   Dyspepsie flatulente.   101

XXXIVe   —   Dyspepsie flatulente.   102

XXXVe   —   Dyspepsie flatulente.   103

Pages

XXXVIᵉ *observation*. Dyspepsie flatulente... 103

XXXVIIᵉ — Dyspepsie flatulente............. 104

XXXVIIIᵉ — Dyspepsie flatulente avec migraines
fréquentes............... 105

XXXIXᵉ — Dyspepsie flatulente. — Tœnia..... 106

XLᵉ — Dyspepsie flatulente............. 107

XLIᵉ — Dyspepsie flatulente............. 107

XLIIᵉ — Dyspepsie flatulente............. 108

XLIIIᵉ — Dyspepsie flatulente.... 110

XLIVᵉ — Dyspepsie flatulente............ 111

XLVᵉ — Dyspepsie flatulente............. 112

XLVIᵉ — Dyspepsie flatulente............. 113

XLVIIᵉ — Dyspepsie flatulente....... 114

XLVIIIᵉ — Dyspepsie flatulente............. 115

XLIXᵉ — Dyspepsie flatulente............. 116

Lᵉ — Dyspepsie flatulente........ 116

LIᵉ — Dyspepsie flatulente............ 117

LIIᵉ — Dyspepsie flatulente avec céphalalgie. 118

LIIIᵉ — Dyspepsie flatulente. — Névropathie
générale.................... 119

LIVᵉ — Dyspepsie flatulente............. 120

LVᵉ — Dyspepsie flatulente.—Hypochondrie 121

LVIᵉ — Dyspepsie flatulente............. 122

LVIIᵉ — Dyspepsie flatulente............. 123

LVIIIᵉ — Dyspepsie flatulente et vomitante... 124

LIXᵉ — Dyspepsie flatulente et vomitante... 124

LXᵉ — Dyspepsie vomitante............ 127

LXIᵉ — Dyspepsie vomitante............ 128

LXIIᵉ — Dyspepsie vomitante............ 128

LXIIIᵉ — Dyspepsie vomitante............ 129

LXIVᵉ — Dyspepsie vomitante............ 130

LXVᵉ — Dyspepsie vomitante............ 131

LXVIᵉ — Dyspepsie vomitante............ 132

LXVIIᵉ — Dyspepsie vomitante............ 133

LXVIIIᵉ — Dyspepsie vomitante............ 134

Pages

LXIXe *observation*. Dyspepsie vomitante............ 134

LXXe   —   Dyspepsie vomitante............ 135

Tableau résumant soixante-dix observations.......... 138

Définition.................................. 140

Anatomie.................................. 142

Symptômes 144

Causes.................................... 147

Diagnostic différentiel........................ 150

Pronostic.................................. 151

Complications 152

Incidents.................................. 154

Traitement................................. 154

Résultats du traitement....................... 156

Nature de la maladie......................... 159

LIBRAIRIE DE J.-B. BAILLIÈRE & FILS

BEALE. — **De l'urine, des dépôts urinaires et des calculs,** de leur composition chimique, de leurs caractères physiologiques et pathologiques, et des indications thérapeutiques qu'ils fournissent dans le traitement des maladies, traduit de l'anglais. 1 vol. in-18 jésus, de xxx-540 p., avec 163 figures , ... 7 fr.

BERNARD (CL.).— **Leçons sur le Diabète et la Glycogenèse animale,** par Claude BERNARD, membre de l'Institut, professeur au Collège de France et au Muséum d'Histoire Naturelle. 1 vol. in-8, 576 p. avec figures.......................... 7 fr.

DELEFOSSE. — **Procédés pratiques pour l'analyse des urines,** des dépôts et des calculs urinaires, par le Dr E. DELEFOSSE, professeur particulier des maladies des voies urinaires et d'urologie. 2e *édition.* 1 vol. in-18 jésus, 200 p., avec 18 pl., comprenant 72 fig .... 2 fr. 50

FRERICHS. — **Traité pratique des maladies du foie, des vaisseaux hépatiques et des voies biliaires,** par Fr.-Th. FRERICHS, professeur à l'Université de Berlin, traduit par Louis DUMENIL et PELLAGOT. 3e *édition.* 1 vol. in-8º de 900 pages, avec 158 fig.......................... 12 fr.

GIGOT-SUARD. — **L'Herpétisme,** pathogénie, manifestations, traitement, pathologie expérimentale et comparée, par le docteur L. GIGOT-SUARD, médecin-consultant aux eaux de Cauterets. 1 vol. grand in-8º de VIII-468 pages.................. 8 fr.

GIGOT-SUARD. — **Pathologie expérimentale. L'Uricémie,** affections de la peau, des muqueuses, du poumon, du foie, des reins, du système nerveux, du système circulatoire, des articulations; diabète et cancer. 1 vol. in-8 de 306 pages ..... 4 fr. 50

GIGOT-SUARD. — **De l'asthme,** précédé d'une Introduction sur les maladies chroniques et les eaux minérales. 1 vol. in-8 de VIII-208 pages................................. 2 fr. 50

GROS (C.-H). — **Mémoires d'un estomac,** écrits par lui-même pour le bénéfice de tous ceux qui mangent et qui lisent, et édités par un ministre de l'intérieur, traduit de l'anglais par le docteur C.-H. GROS, médecin en chef de l'hôpital de Boulogne-sur-Mer. 2e *édition.* 1 vol. in-18 jésus de 186 pages .... 2 fr.

GUIPON. — **Traité de la dyspepsie.** 1 vol. in-8, XII-456 pages .... 7 fr.

LAVERAN et TEISSIER. — **Nouveaux éléments de pathologie et de clinique médicales,** par les docteurs A. LAVERAN, médecin-major, professeur à l'École de médecine et de pharmacie au Val-de-Grâce, et J. TEISSIER, médecin des hôpitaux de Lyon, 1879. 2 vol. petit in-8º de 880 pages, avec figures intercalées dans le texte................................... 15 fr.

Toby. — Imp. Wallon.

www.ingramcontent.com/pod-product-compliance
Lightning Source LLC
Chambersburg PA
CBHW050112210326
41519CB00015BA/3936